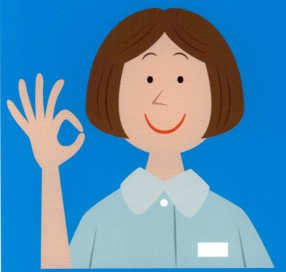

チャートで
まるわかり！

もう怖くない
急変対応

編著　濱本実也
医学監修　中島義仁

照林社

■編集

濱本実也　　　公立陶生病院集中治療室看護師長／集中ケア認定看護師

■医学監修

中島義仁　　　公立陶生病院救急部部長

■執筆者一覧（五十音順）

生駒周作　　　公立陶生病院集中治療室

今川真理子　　姫路赤十字病院集中治療室／集中ケア認定看護師

濱本実也　　　公立陶生病院集中治療室看護師長／集中ケア認定看護師

福田昌子　　　岡崎市民病院救命救急センター／集中ケア認定看護師

藤山一宗　　　公立陶生病院ER-ICU

枡田ゆかり　　名古屋医療センター救命救急センター／集中ケア認定看護師

三浦敦子　　　豊橋市民病院集中治療センター／集中ケア認定看護師

村松智恵　　　公立陶生病院集中治療室

山口真由美　　愛知県がんセンター中央病院消化器病棟／集中ケア認定看護師

はじめに

　急変は、いつでもどこでも誰にでも起こります。だから私たち看護師は、いつも「急変対応」を予測しながら患者を観察し、アセスメントしています。

　もし、患者が急変したら…、まず何を観察し、どう評価し、医師へ報告すればよいのでしょうか？　また、医師が来るまでに、何を準備しておけばよいのでしょうか？

　「呼吸困難」「動悸」「胸痛」「意識レベルの低下」そして「心肺停止」など、私たちが遭遇する「急変」はさまざまです。

　でも実は、急変の際の「見かた、動き方」は、ある程度決まっています。つまり、急変対応には「基本」があるのです。もし、この基本が理解できれば、急変対応の強い味方になるでしょう。

　本書は、そんな「急変対応の基本」を網羅した、わかりやすく使える1冊を目指して企画されました。

　本書のPart Ⅰでは緊急処置に必要な知識や技術を、Part Ⅱでは症例をとおして観察の手順とアセスメント・初期対応の選択と実施を、さらにPart Ⅲでは特殊な治療に至るまでを、コンパクトにまとめました。臨床で使いやすいよう、発見から報告までの対応をチャートに示し、さまざまな症状や疾患で繰り返し学べるよう工夫しています。

　急変対応に不安を抱える若手看護師のみなさん、まずはこの「基本」から学んでください。すべての急変対応はここから始まるのです。

　また、「急変対応」を学ぶ方だけでなく、指導する方にも、広く本書を活用していただけることを期待しています。

　最後に、本書の刊行にあたり、多忙ななか、執筆および編集会議に参加・協力くださったみなさま、企画から刊行まで丁寧に対応くださった照林社の藤井歩氏にお礼申し上げます。

2016年4月

濱本実也

Part 3 知りたい！ **疾患別・治療を予測した動き方**

急変対応のキホン

濱本実也

　臨床では、さまざまな急変（予測を超えた急激な状態の変化）に出会う。一方で、原疾患や重症度が異なるそれら急変への対応には、実は共通した動き方が存在する。ここでは、急変に遭遇した際に評価すべき項目と手順と対応（動き方）について具体的に解説する。

　疾患や状況によらず、全ての急変対応はここから始まるのである。

発見から報告まで

　患者が急変した場合、すみやかにスタッフを召集し、情報を共有しつつ対応する。

　もちろん、患者の状態や状況を医師へも報告するが、この発見から報告までの間には、実は、2つの評価段階が存在する。

　患者の状況を「何かおかしい」と判断した1回目の評価（迅速評価）と、医師へ報告するため問題をある程度絞り込む2回目の評価（一次評価）である。

■「発見から報告まで」のながれ

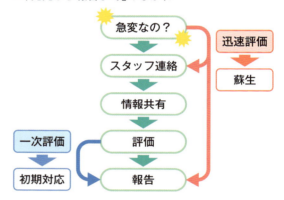

迅速評価と一次評価

1 迅速評価

　患者の部屋を訪れ、「急変かもしれない」と感じるとき、私たちは「意識がおかしい」「呼吸がおかしい」など、何らかの異常を察知（評価）している。この短時間の判断を第一印象（迅速評価）といい、致命的な状態を見逃さないための、最初の評価と対応を行う段階を示す。

　迅速評価で重要なことは、五感を使って、意識→症状→呼吸→循環→外観をパパッと評価することである。

　「呼吸がおかしい」と判断し、呼吸状態の詳細な観察を開始すると、必要な処置が遅れることがあるかもしれない。また、ショック状態に気づくのが遅れる可能性もあるだろう。致命的な状態を見逃さないためにも、この5つの項目をもれなく短時間で評価し、そのうえで一次評価と医師への報告を行う。

　ここでは、「なぜ急変したのか」を考えるのではなく、「すみやかな救命が必要か」を判断する。

　評価の途中であっても、心停止などの重篤な状態であると判断すれば、詳細な情報はさておき、ドクターコールと心肺蘇生を優先する。

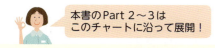

本書のPart 2〜3は
このチャートに沿って展開！

総論

第一印象（迅速評価）：五感を使って、パパッと評価　致命的な状態を見逃さない

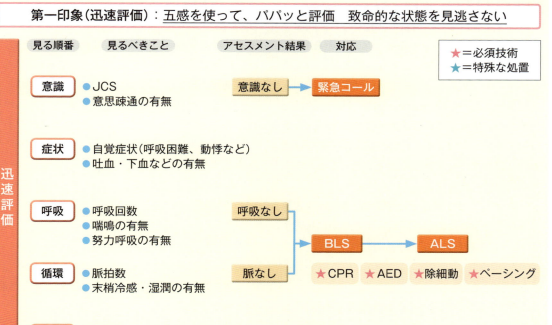

| 見る順番 | 見るべきこと | アセスメント結果 | 対応 |

★＝必須技術
★＝特殊な処置

意識
- JCS
- 意思疎通の有無

意識なし → 緊急コール

症状
- 自覚症状（呼吸困難、動悸など）
- 吐血・下血などの有無

呼吸
- 呼吸回数
- 喘鳴の有無
- 努力呼吸の有無

呼吸なし

BLS → ALS

循環
- 脈拍数
- 末梢冷感・湿潤の有無

脈なし

★CPR　★AED　★除細動　★ペーシング

外観
- 顔色
- チアノーゼ・出血・けいれんなどの有無

一次評価：器具を使って、問題把握　緊急処置（初期対応）も同時に実施

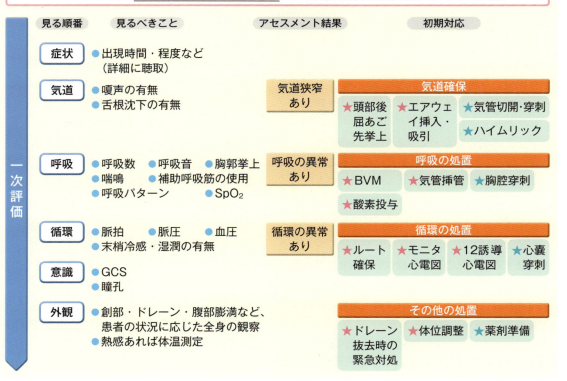

| 見る順番 | 見るべきこと | アセスメント結果 | 初期対応 |

症状
- 出現時間・程度など（詳細に聴取）

気道
- 嗄声の有無
- 舌根沈下の有無

気道狭窄あり

気道確保
- ★頭部後屈あご先挙上
- ★エアウェイ挿入・吸引
- ★気管切開・穿刺
- ★ハイムリック

呼吸
- 呼吸数　● 呼吸音　● 胸郭挙上
- 喘鳴　● 補助呼吸筋の使用
- 呼吸パターン　● SpO_2

呼吸の異常あり

呼吸の処置
- ★BVM
- ★気管挿管
- ★胸腔穿刺
- ★酸素投与

循環
- 脈拍　● 脈圧　● 血圧
- 末梢冷感・湿潤の有無

循環の異常あり

循環の処置
- ★ルート確保
- ★モニタ心電図
- ★12誘導心電図
- ★心嚢穿刺

意識
- GCS
- 瞳孔

外観
- 創部・ドレーン・腹部膨満など、患者の状況に応じた全身の観察
- 熱感あれば体温測定

その他の処置
- ★ドレーン抜去時の緊急対処
- ★体位調整
- ★薬剤準備

2 一次評価

スタッフを召集し、情報を共有したら、問題を把握するためにフィジカルアセスメントを行う。**決して1人で対応しないことも、急変対応の重要なポイントである。**

症状→気道→呼吸→循環→意識→外観と評価を進めつつ、異常があれば緊急処置（初期対応）も並行して準備・実施する。**医師の指示が必要な処置**を行う場合は、**一次評価の途中であっても、**すみやかに**医師へ報告する。**

一次評価では、問題を把握すると同時に「状態を悪化させないために、問題にすみやかに対応する」ことが求められる。

1）症状・気道

症状や、症状が出現した状況を確認することは、原因検索を行ううえで重要である。また、**気道の問題や重症度**を判断するうえでも有効である。

気道閉塞があれば喘鳴や嗄声が確認できるだろうし、呼吸に問題があれば重症度が上がるほど会話が困難になる。

初期対応

▶ 気道に問題がある場合には、すみやかに**気道の確保**を行う。
▶ 痰などが原因なら**吸引**を行う。
▶ 舌根沈下などが原因なら**エアウェイ**を挿入する。
▶ 上気道の浮腫などによる急激な狭窄では、**輪状甲状靱帯穿刺**や**気管切開**などが行われることがある。

2）呼吸

呼吸数だけでなく、**呼吸の深さや呼吸パターン**も確認する。吸気と呼気の長さや呼吸音に違いがある場合には気道の問題を疑うし、早くて深い呼吸であれば代謝性アシドーシスの代償性の呼吸などを疑う。

補助呼吸筋を使った呼吸は、換気量の低下と呼吸による疲労が考えられる。

酸素飽和度（SpO_2）の測定は、低酸素血症と酸素投与の判断に有用である。

初期対応

▶ 徐呼吸や頻呼吸では換気量を維持するために**補助呼吸**が必要になることがある。
▶ 通常、SpO_2 90％以下で**酸素投与**を検討する。必要酸素量に応じて「鼻カニューレ→酸素マスク→リザーバー付酸素マスク」とデバイスを変更する。
▶ 酸素投与のみで改善を認めない場合には、**NPPV[*1]**や**気管挿管**による人工呼吸管理を検討する。

3）循環

血圧・脈拍を測定するが、**測定が困難な症例ほど重症**であると判断でき、正確な数値よりも迅速な評価が優先される。

脈圧は、心拍出量の影響を受けるといわれており、血圧が測定できた場合には脈圧も評価する。

ショック状態であっても、血圧は、ある程度維持されることがあるため、数値だけでなくショック所見を合わせて評価する。**ショックの5P徴候**を表1に示す。

初期対応

▶ すみやかに緊急の薬剤投与や循環血液量の調整ができるよう、早期に**静脈路確保**を行う。
▶ **心電図モニタ**を装着し、不整脈の監視を行う。この際、不整脈の判読に夢中になり、患者の状態評価がおろそかにならないよう注意する。どのような波形であろうが、**脈が触れなければ蘇生**が必要であるし、**症状があれば治療**が必要である。
▶ 心電図モニタで判読できない不整脈や心筋虚血を評価する場合は、**12誘導心電図**を行う。

4）意識

JCS[*2]や**GCS[*3]**を用いて評価し、変化を客観的にとらえられるようにする。

対光反射や**瞳孔所見**、**麻痺の有無**を確認し、脳

■表1　ショックの5P徴候

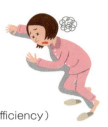

● 蒼白（pallor）

● 虚脱（prostration）

● 冷汗（perspiration）

● 脈拍触知不能（pulseless）

● 呼吸不全（pulmonary insufficiency）

の問題や程度、進行の有無を判断する。

初期対応

▶ 意識レベルが著しく低下した場合、気道の確保や呼吸の維持が困難になることがあるため、呼吸器系の評価と対応を継続的に実施する。

5）外観

体温は、測定部位によって差があるため、同一部位で測定する。著しい低体温では測定が困難になることがあるが、測定に時間を費やすよりも保温を開始することのほうが優先される。

術後の創部やドレーンなど、患者の状態変化につながるもの、あるいは、評価できるものはすみやかに観察・確認する。

初期対応

▶ 体温異常があればコントロールを行う。

▶ ドレナージなどのトラブルがあればすみやかに対応する。

▶ 急変時の安楽体位の保持は、患者の負担軽減にも役立つ。

急変時の重症度の判断

患者の評価を行う際、患者がどのような状態であったら、重症と判断すればよいのだろうか？

もちろん、基礎疾患や患者の予備能力によって判断は異なるが、救急診療におけるトリアージや院内急変に対応するRRS[*4]の基準などを参考に、重症度判断の一例を示す（表2）。

生命の危機状態の患者であれば、より迅速な評価と対応が求められるであろうし、重症な状態であれば、迅速であることに加えて、確実な系統的アプローチが求められることになる。

■表2　重症度判断の一例

生命の危機状態		重症な状態	
● 心停止	● ショック	● 循環不全	● SpO_2＜90％（ルームエア）
● 呼吸停止	● 重症呼吸不全	● 胸痛	● 意識障害（GCS：≦13）
● 呼吸数：＜10回/分	● 意識障害（GCS：≦8）	● 血圧低下を伴う不整脈	● 突然の頭痛
● 意識消失	● けいれん	● 脈拍数：＜50回/分、	● 急性の麻痺
		≧120回/分	● 瞳孔異常
		● 呼吸不全	● 高熱
		● 重篤な喘鳴	● 重症外傷
		● 呼吸数＞30回/分	● 低体温

注：新たな持続する所見において判断する

＊1　NPPV（noninvasive positive pressure ventilation）：非侵襲的陽圧換気
＊2　JCS（Japan Coma Scale）：ジャパンコーマスケール
＊3　GCS（Glasgow Coma Scale）：グラスゴーコーマスケール
＊4　RRS（Rapid Response System）：ラピッドレスポンスシステム

本書の特徴と活用法
― すべての急変対応は、ココから始まる！―

- 本書は、急変に遭遇したとき、**何をどう見て対応するか**をまとめた実践書です。つまり、急変対応時にテキパキ動いている先輩ナースの思考過程を「見える化」したのがこの1冊です。

- 考え方・動き方のベースとなるのは、総論 **▶v頁** にあるチャートです。病棟で遭遇する主要な急変場面をピックアップし、このチャートに沿って対応のながれを解説しています。

- 対応のながれがわかれば、もう、急変は怖くありません。自信をもって、対応できます！

Part 2では、病棟で起こる主要な急変場面を「見える化」。具体的な動き方が、チャートでわかる。

Part 3では、特に重要な疾患について、初期対応だけでなく、その後の治療・処置までをチャートで解説。

ここに示した「急変対応に必要なスキル」は、**Part 1**で解説。

便利な
カード付録つき！

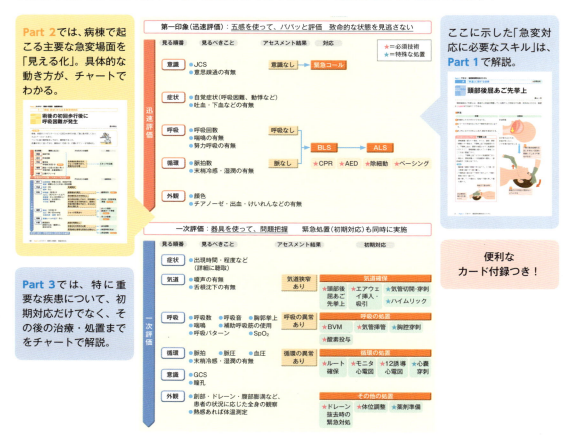

- 本書で紹介しているアセスメント法、手技、薬剤投与法などは、各執筆者が臨床例をもとに展開しています。実践により得られた方法を普遍化すべく努力しておりますが、万一、本書の記載内容によって不測の事故等が起こった場合、編者、著者、出版社はその責を負いかねますことをご了承ください。

- 本書に記載している薬剤・機器等の選択・使用法などについては、出版時最新のものです。薬剤や機器等の使用にあたっては、個々の添付文書や取扱説明書を参照し、適応や使用法等については常にご留意ください。

- 本書における心肺蘇生の解説は、出版時最新のガイドラインである「心肺蘇生ガイドライン2015」に基づいて展開しています。ガイドラインの詳細は、下記をご参照ください。
  - JRC（日本蘇生協議会）：http://jrc.umin.ac.jp/
  - AHA（American Heart Association）：http://eccjapanheart.org/

- なお、Part2・Part3で取りあげた症例は、病棟で起こりうる主要な急変場面をもとに設定した架空のものです。

Part 1

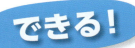

急変時初期対応のスキル

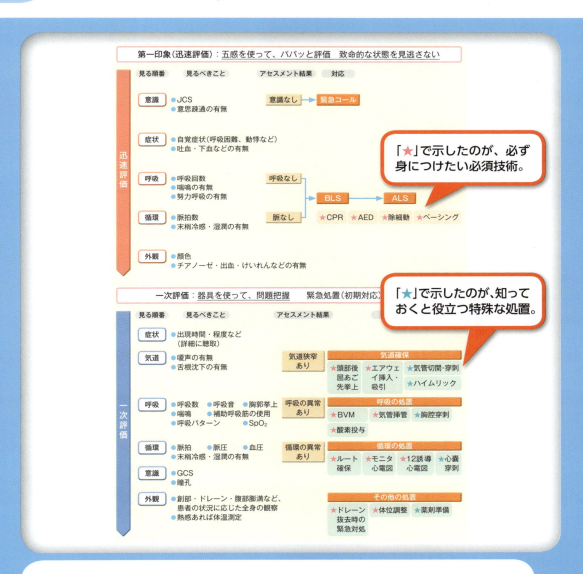

急変発生時、実際に行う技術や処置は、限られています。
Part 1 では、必ず身につけたい「必須技術」と、知っておくとより役に立つ「特殊な処置」
について、そのポイントを簡潔にまとめます。

A 「気道」に関する技術

頭部後屈あご先挙上

藤山一宗

　頭部後屈あご先挙上は、患者の上気道が閉塞している際や人工呼吸をする際、用手的に行える、簡便な気道確保の方法の１つである。

■方法

| 手順 | 注意点 |

手順

❶ 前額部に片方の手のひらを当てる。

❷ もう一方の手指をあご先の下顎骨先端付近に当てる。

❸ あご先に当てた手を上にあげ、頭部を後屈させる。

ワンポイントレクチャー　下顎挙上法

　頸椎損傷が疑われる場合、または、頭部・頸部の損傷がある場合は、下顎挙上法で気道確保を行う。下顎挙上法は、頭部を後屈させずに気道確保が行えるので、頸椎損傷が疑われている患者にはこの方法が最適である。

　しかし、下顎挙上法ではうまく気道確保できない場合は、頸椎保護よりも気道確保を優先し、頭部後屈あご先挙上法で行う。

方法

①傷病者の頭部の側面に手を当てる。その際、肘は患者を寝かせた面に置く。

②下顎角部に指を当てて両手で持ち上げ、下顎を患者の前方へ動かす。

③唇が閉じている場合は、母指で下唇を押して唇を開ける。

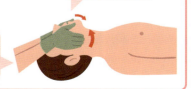

母指で下唇を押す

肘は患者を寝かせた面につく

注意点

気道閉塞

舌が落ち込むため、気道が狭くなり、いびき様の音が生じる

コツ
下顎の軟部組織を圧迫しすぎない（気道を閉塞してしまう可能性がある）

コツ
患者の口を完全に閉めないようにする

A 「気道」に関する技術　★必須技術

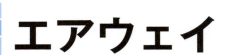

エアウェイ

藤山一宗

　エアウェイとは、何らかの原因で上気道が閉塞された際に、それを解除して気道確保するための器具で、主に口咽頭エアウェイと鼻咽頭エアウェイがある。

　エアウェイを使用しても自発呼吸がない場合は、口対マスクや、BVM（後述）等、適切な器具による早急な人工呼吸が必要である。

口咽頭エアウェイ（Oropharyngeal Airway：OPA）

● 口咽頭エアウェイは、患者が、筋弛緩により舌根沈下となり、上気道が閉塞した状態、もしくはそのリスクがある場合に使用する。
● バイトブロックとしての効果も得られる。

■禁忌
● 意識のある患者、半覚醒の患者
　（嘔吐を誘発する危険がある）

■挿入方法

手順	注意点
❶ 口咽頭エアウェイのサイズを選ぶ。 　めやすは「口角から下顎角までの長さ」である。 ※サイズが不適切だと、かえって気道を閉塞してしまう危険があるので、適切なサイズを選ぶ。 ❷ 可能であれば、口腔内の唾液・血液・吐物・異物などを除去する。 ❸ 先端のカーブを上に向け、口腔内に挿入する。 ❹ 咽頭まで挿入したら、180度回転させる。 ※横向きに挿入して、90度回転する方法もある。 ❺ 舌を前方向によけるようにして、さらに奥へ挿入する。 ※舌を舌圧子などで押さえて、まっすぐ挿入する方法もある。 ❻ 口咽頭エアウェイ挿入直後・挿入中は、常に気道が開通できているか評価することを念頭に置く。	コツ 「口角から下顎角」が適切なサイズ選択のめやす

鼻咽頭エアウェイ（<u>N</u>asopharyngeal <u>A</u>irway：NPA）

● 鼻咽頭エアウェイは、ゴム製またはプラスチック製のチューブで、口咽頭エアウェイが挿入できない場合に鼻腔から咽頭まで挿入し、気道確保するための器具である。
● 意識のある患者、半覚醒の患者、嘔吐反射のある患者にも挿入することができる。

■禁忌
● 顔面外傷や頭蓋底骨折などがある場合
（エアウェイが頭蓋空内に入ってしまう可能性がある）

■挿入方法

手順	注意点
❶ 鼻咽頭エアウェイのサイズを選ぶ。 　めやすは「鼻先から耳たぶまでの長さ」である。 ※チューブのサイズが不適切な場合、気道や食道に入り込んでしまう可能性があるので、適切なサイズのものを選ぶ。 ❷ 潤滑ゼリーなどを使用し、鼻腔を潤滑させる。 ❸ エアウェイを鼻孔から愛護的に挿入する。 　顔面に対して垂直に挿入し、鼻咽頭の底部に沿って進めるのがポイントである。 ※挿入時に粘膜や血管を傷つけてしまうと出血してしまう。その結果、血液を誤嚥し、呼吸状態が悪化する可能性がある。 ※挿入時に抵抗を感じた場合は、角度を変えたり、軽く回転させながら挿入すると入りやすい。 ※どうしても挿入困難な場合は、反対の鼻孔から挿入を試みる。 ❹ 鼻咽頭エアウェイ挿入直後・挿入中は、常に気道が開通できているか評価することを念頭に置く。 ※口咽頭エアウェイに比べて細いため、閉塞が起こりやすいことに注意が必要である。	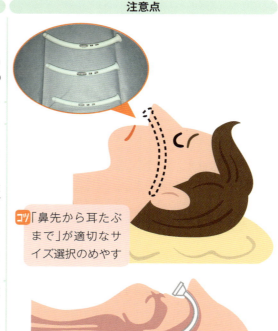 **コツ**「鼻先から耳たぶまで」が適切なサイズ選択のめやす

A 「気道」に関する技術

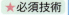★必須技術

吸引

藤山一宗

気道に貯留している唾液・痰・血液・吐物・分泌物・異物等を吸引器・吸引カテーテルを用いて陰圧をかけ、それらを除去する目的で行う、気道確保における重要な処置の1つである。

吸引器には、施設内配管の固定式吸引と、屋外でも使用可能な携帯式吸引器がある。

吸引カテーテルには、硬性と柔性がある。硬性カテーテルは主に口咽頭の吸引に使用する。柔性カテーテルは滅菌包装されており、口腔内・鼻腔内、気管内まで使用できる。

■方法（開放式吸引・成人の場合）

手順	注意点
❶ 吸引器と吸引カテーテルを接続する。 ※吸引カテーテルの太さは、10〜14Frがめやすである。 ❷ 吸引圧を20〜30kPa（150〜225mmHg）に設定する。 ❸ 吸引圧をかけずに、吸引カテーテルを鼻孔または口腔内に挿入する。 ※吸引圧をかけた状態で挿入すると、粘膜に吸い付いてしまい、うまく挿入できないことがある。 ❹ 咽頭まで挿入する。途中で引っかかる場合は、それ以上、無理に押し込まない。 ※無理に押し込んで粘膜・血管を傷つけ、出血させないように注意する。 ※吸引カテーテルを挿入する深さ（長さ）は体格によって異なるが、口腔吸引では11〜13cm、鼻腔吸引では13〜17cmがめやすである。 ❺ 吸引圧をかけながら、カテーテルをゆっくりと指先で回転させながら引く。 ※持ち手だけをグルグル回しても意味がない。 ❻ 必要時、再度吸引する。 ❼ 吸引により気道確保が行われたか確認する。	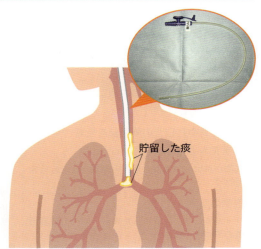貯留した痰 ● 主気管支より先にある痰は、気管吸引では除去できないことを知っておく。

A 「気道」に関する技術　　★特殊な処置

ハイムリック法（腹部突き上げ法）

福田昌子

ハイムリック法は、異物による窒息が生じた場合、異物除去を目的として行う処置である。
気道閉塞が生じるとチョークサイン（窒息のサイン）が見られる。このサインを決して見落とさない。

■適応と禁忌

● 意識があり、チョークサインが見られるが、咳嗽による異物排除が困難な場合（咳ができない場合や、咳が弱くなってきた場合など）。
● 妊婦や乳児に対しては、ハイムリック法の実施を避け、背部叩打法 ▶p.97 で対応する。

■方法

手順	注意点
❶ 患者の後ろから腹部へ両上肢をまわし、握り拳をつくる。	● チョークサインが見られた場合、患者に意識があれば、まずは強く咳してもらう。ハイムリック法を試みるのは、咳ができないときや咳が弱くなってきたときである。
❷ 患者の臍と剣状突起の中点に、握り拳の内側を当てる。	
❸ 患者の背中と自分の胸腹部を密着させ、腹部を突き上げる。 ※異物が排出されるか、患者の意識がなくなるまで行う。	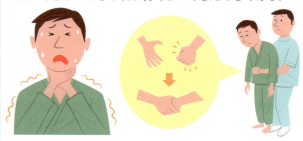
❹ 医師の診察を受ける。 ※ハイムリック法を実施した場合、腹部の臓器損傷の可能性がある。	● 気管支にあった異物が声門下まで移動すると、完全閉塞をきたすため、注意する。

ワンポイントレクチャー

　窒息の原因として最も多いのは喉頭・気管異物である。その他、吐物・血液の誤飲、炎症（口腔底の蜂窩織炎や咽頭蓋炎、クループなど）による喉頭・声門浮腫などが、窒息の原因となる。
　部分的気道閉塞では、咳嗽・喘鳴・発熱などが見られる（豆類などでは、膨化するまで症状が出ないことがある）。

　完全気道閉塞では、突然、発語も咳嗽もできなくなり、チアノーゼを呈する。2分後にはPaO$_2$＜30mmHg、収縮期血圧＜30mmHg、SpO$_2$＜50％となり、意識消失・瞳孔散大をきたす。5〜10分後には収縮期血圧＜10mmHg、pH6.5〜6.8となり、心停止をきたすため、早急な対応が求められる。

文献
1）杉本侃編著：新訂第4版 目でみる救命救急処置, 日本臨牀社, 大阪, 2008：24-25.

B 「呼吸」に関する技術　　　★必須技術

BVMによる補助呼吸

藤山一宗

BVM（バッグバルブマスク）[1]は、一方向弁のついたバッグで、用手的に人工呼吸を行うための器具である。

バッグには弾力があり、圧迫しても自然に拡張するので、酸素がなくても使用することができる。酸素チューブを接続し、高濃度酸素で換気することも可能である。

■心肺蘇生と補助呼吸

● 胸骨圧迫：換気＝30：2の比率で行う。
● 高度気道確保用具（気管挿管、ラリンジアルマスクなど）使用後は、マスクを外して挿管チューブに接続し、非同期で6秒ごとに1回で行う。

■BVMの使用方法

手順	注意点
❶ 患者の頭側に位置する。 ❷ 片方の手でバッグをつかむ。 ❸ 患者の鼻と口を覆うようにマスクを当てる。 ❹ 患者の下顎とマスクを「EC法」で固定する。 ※ EC法：母指と示指で「C」の形をつくってマスクを押さえ、残り3本の指で「E」の形をつくって患者の下顎を覆うようにつかむ。 ❺ 1回1秒かけて、胸郭が軽く上がる程度で換気する。	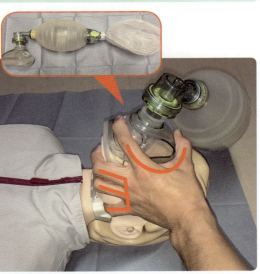

ワンポイントレクチャー　2人法

患者にるいそうがある場合など、EC法では空気が漏れてしまうときは、2人法で行う。

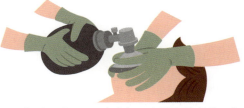

● 1人が両手でマスクをしっかり密着させ、もう1人がバッグを揉んで換気を行う。

● 過換気は避ける。換気させ過ぎると、胸腔内圧の上昇、静脈還流量の減少などが生じ、循環の妨げとなるためである。

---

[1] BVM（bag valve mask）：バッグバルブマスク

B 「呼吸」に関する技術　　★必須技術

酸素投与

藤山一宗

　酸素は生命の維持・活動に必要不可欠である。酸素が不足すると、細胞のエネルギー代謝が正常に機能しなくなり、生命維持が困難となる。

　低酸素を起こさないようにするためには、肺から酸素を取り入れ、酸素を取り込んだ血液を全身に送る必要がある。そのために、さまざまな方法・器具を用いて、大気の酸素濃度21％（厳密には20.9476％）よりも高濃度の酸素を吸入させるのが酸素療法である。

　SpO_2が90％程度となったら、迷わず酸素投与を開始する。

■酸素流量と酸素濃度のめやす

デバイス	鼻カニューレ	酸素マスク	リザーバーマスク
酸素流量	酸素濃度(%)		
1	24		
2	28		
3	32		
4	36		
5	40	40	
6		40～50	60
7		50～60	70
8		60	80
9L以上			90以上
長所	●圧迫感が少なくストレスが軽度 ●装着したまま食事、会話ができる ●微量でも使用できる	●口腔内・鼻腔内の乾燥が起こりにくい	●高濃度の酸素を吸入できる
短所	●6L/分以上では鼻孔が乾燥するので使用不可 ●鼻閉、口呼吸時使用不可	●4L/分以下では二酸化炭素を再吸入して貯留してしまう	●顔面に密着させないと効果的に使用できない

鼻カニューレ（経鼻酸素・双鼻酸素・ネーザルカニューレ）

- 酸素チューブを鼻孔に当て、経鼻的に酸素吸入をする方法。24〜40％程度の酸素を吸入できる。
- 酸素流量1〜5L/分で使用する。3L/分までは加湿の必要がなく、4L/分以上は加湿が必要である。
- 容易に会話や食事などを行えるので、患者のストレスが少ない。鼻閉や口呼吸の際は使用できない。

■適応

- 酸素流量1〜5L/分で患者の酸素化が保てる場合
- 鼻閉、口呼吸がない場合

■使用方法

手順	注意点
❶ チューブの酸素孔を鼻孔に挿入する。	● 皮膚損傷に注意。必要時、皮膚保護剤を使用する。
❷ チューブを耳に掛ける。	
❸ 顎の下でチューブを締めて、苦しくない程度に調整する。	
❹ 呼吸状態を見ながら酸素流量を調整する。（流量1〜5L/分、濃度24〜40％）	

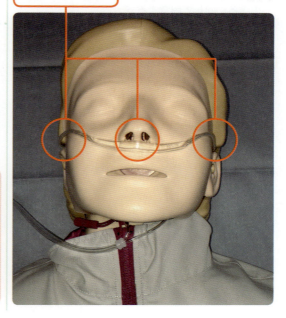

皮膚損傷が生じやすい部位

- 人中
- 耳（チューブが当たる部位）

> **コツ**
> - 鼻カニューレは、吸入酸素濃度を設定できない（鼻カニューレから流れてくる純酸素を、鼻・口から入ってくるルームエアで希釈するシステムであるため）。
> - つまり、同じ流量で投与していても、患者の呼吸パターンによって吸入される酸素濃度が異なる、ということである。

酸素マスク

- 鼻と口を覆い、頭の後ろにゴムを通して固定するタイプのもの。酸素流量5〜8L/分で使用することができる。酸素濃度35〜60％程度の酸素を吸入することが可能である。
- 4L/分以下で使用すると、自己の呼気を再吸入してしまい二酸化炭素が貯留してしまうので、酸素流量を5L/分以上で調節する必要がある。
- 鼻と口を覆うため、閉塞感があり、患者のストレスが強い。

■適応
- 鼻カニューレでは呼吸を保てないものの、酸素流量5〜8L/分で呼吸状態が保てる場合

■使用方法

手順	注意点
❶ 酸素マスクを鼻と口を覆うように当て、ゴムを頭の後ろに回して固定する。 ※なるべく、顔面にぴったりと当たるように固定する（漏れると有効な酸素濃度が得られないリスクがある）。 ❷ 呼吸状態を見ながら酸素流量を調整する（流量5〜8L/分、濃度35〜60％）。 ※4L/分以下では二酸化炭素貯留の危険があるため、使用しない（鼻カニューレに変更する）。 ※流量5L/分以上の場合は、加湿が必要である。	● 耳のゴムが当たる部位やマスクが当たる部位の皮膚損傷に注意する。必要時、皮膚保護剤を使用する。

皮膚損傷が生じやすい部位
- 耳（ゴムが当たる部位）
- マスクが当たる部位

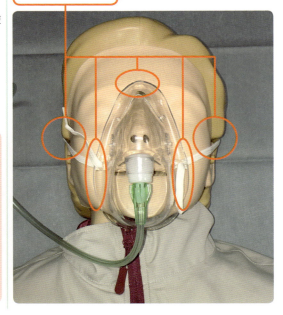

> **コツ**
> ### 患者がマスクを外してしまう場合
> - 何が不満なのか傾聴し、原因除去に努める。
> - 原因除去を行ってもなお、患者がマスクを外してしまう場合は、可能であれば、その他のストレスが少ない酸素投与方法に変更する。
> - 酸素投与方法の変更が不可能な場合や、せん妄などが原因となってマスクを外してしまっている場合は、倫理的に配慮しながら、ミトンや安全体、鎮静薬の使用を考慮する。

リザーバーマスク

- 酸素マスクの下にリザーバーバッグが付いたもの。バッグに酸素をためておき、吸気時に高濃度の酸素を吸入できるようにしたシステムである。
- 酸素流量6〜10L/分で使用することができる。酸素濃度60%以上の酸素を吸入することが可能である。
- バッグには吸気時のみ開く一方弁が付いており、リザーバーバッグに呼気が入らないようになっている。また、マスク両端には呼気時のみ開く弁（一方向弁）が付いており、呼気を外に出すしくみとなっている。
- 使用時には、バッグがしっかり膨らんでいるか、根元が折れていないか、布団の下敷きになっていないか、吸気時にバッグが軽くしぼんでいるかなどに注意して観察する。

■適応
- 酸素マスクでは呼吸が保てない場合

■使用方法

手順	注意点
❶ 酸素マスクと同様に装着する。 ❷ 酸素流量は6〜10L/分（酸素濃度60%以上）で使用する。 ❸ リザーバーバッグがしっかり膨らむように使用する（膨らんでいないと、十分な効果が得られない）。	● マスクのゴムや、マスクによる皮膚損傷に注意する。

コツ
- 一方向弁があるタイプでは、酸素濃度90〜100%の酸素を投与できる。
- リザーバーマスクを選択するときは「人工呼吸管理の前段階」と考えて準備しておくとよい。

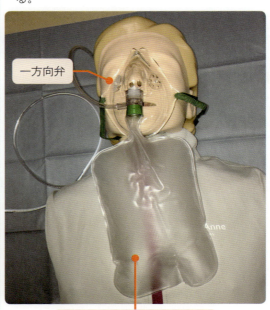

一方向弁

リザーバーバッグがしっかり膨らむことと、吸気時に軽くしぼむことを確認する

B 「呼吸」に関する技術 ★必須技術

気管挿管

藤山一宗

　気管挿管は、最も確実な気道確保の方法の1つで、喉頭鏡を用いて気管チューブを直接気管に挿入するものである。

　ラリンジアルマスクや、その他の気道確保などで確実に換気が行えている場合は、必ずしも気管挿管をする必要はない。

■心肺蘇生と気管挿管
● 気管挿管後の人工呼吸換気は、胸骨圧迫と非同期で6秒ごとに1回の間隔で行う。
● 呼吸停止時の換気は、5〜6秒に1回の間隔で行う。
● 蘇生時には、吐物や痰が上気道に上がってきていることが多いため、気管挿管実施前に吸引が必要なことも多い。早めに準備して、すぐに実施できるようにしておく。
● 気管挿管を実施している間はCPR（心肺蘇生）[*1]がストップすることもある。あまりにも時間がかかるようならば、外科的気道確保 ▶p.15 へすみやかに変更できるよう準備しておく。
● できるだけ胸骨圧迫を継続したままで気管挿管を実施できるとよい。

■適応
● 気道の閉塞があり、その他のデバイスでは気道確保、換気できない場合
● BVM[*2]で換気抵抗があり確実に換気できない場合
● 人工呼吸が長時間に及ぶ場合

ワンポイントレクチャー　E_TCO_2モニタはスゴイ!!

　E_TCO_2モニタ（呼気終末二酸化炭素測定モニタ）は、気管挿管後に気管チューブの先につけ呼気の二酸化炭素をモニタリングすることができる。正しく気管に挿管されている場合はCO_2の数値を検知するが、食道挿管となっている場合は、CO_2の値が上昇しない。そのため食道挿管となっていないかを判断するデバイスとして信頼性が高い。

　CPR中のE_TCO_2は肺血流量と関連しているので、胸骨圧迫の質の評価を判断する重要な指標となる。CPR中にE_TCO_2の値が10mmHg未満が続く場合はROSC（自己心拍再開）[*3]の可能性が低いことを示唆している。その場合は胸骨圧迫の質の評価や、血管収縮薬など治療薬の使用の検討が必要である。またE_TCO_2が急に35〜40mmHgに上昇した場合ROSCしたという指標となりえる。

　以上の理由から、AHAではCPR時にE_TCO_2モニタを装着することを推奨している。

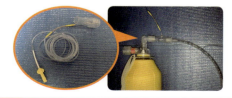

＊1　CPR（cardiopulmonary resuscitation）：心肺蘇生
＊2　BVM（bag valve mask）：バッグバルブマスク
＊3　ROSC（return of spontaneous circulation）：自己心拍再開
＊4　EDD（esophageal detection device）：食道挿管検知器

■介助方法

手順	注意点

❶ 気管用チューブの袋を開け、カフが膨らむか、軽く圧迫して漏れはないか確認する。

❷ 気管用チューブ先端付近に潤滑ゼリーを塗布し、チューブ内にキシロカインスプレーを噴霧する

❸ スタイレットを気管用チューブ内に挿入する。(先端がチューブから出ないようにする。)

❹ 喉頭鏡にブレードをつけ、点灯させた状態で**医師の左手**に渡す。

※喉頭鏡は、左手で持って喉頭展開したときに声門が見やすいような構造となっている。そのため、医師の利き手には関係なく必ず左手に渡す。

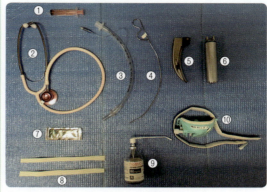

① 10mL 注射器(カフ用)
② 聴診器
③ 気管用チューブ
④ スタイレット
⑤ ブレード(喉頭鏡に接続し、明かりがつくか確認)
⑥ 喉頭鏡
⑦ 潤滑剤
⑧ 固定テープ
⑨ キシロカインスプレー
⑩ 固定器具(写真はトーマスチューブホルダー。他に、アンカーファストなどがある)

その他用意するもの
● BVM

❺ 医師が喉頭展開し、声門が見えたら**医師の右手**に気管用チューブを渡す。

❻ 気管用チューブが声門を超えたら、チューブが抜けないように支えながらスタイレットを抜く。

❼ 10mL 注射器でカフに 10mL 空気を入れる。

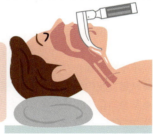

コツ 頭部に薄い枕を入れて、スニッフィングポジションをとる

❽ 医師に聴診器を装着し、5点聴取を行う。

※心窩部→右上肺→左上肺→左側胸部→右側胸部→心窩部の順で聴診する。

❾ 確実に換気されていればテープで固定を行う。

❿ 人工呼吸器を装着し、しっかり換気できているか確認する。

⓫ X線でチューブの先端位置を確認する。

※第3～4胸椎の間に先端があるのが望ましい。

● 適切に気管挿管されたか確認するデバイスとして、E_TCO_2モニタ(呼気終末期二酸化炭素測定)やEDD(食道挿管検知器)などがある。

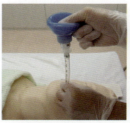

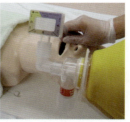

● EDD[*4]：凹ませて挿管チューブに接続する。チューブが気道に挿入されていれば、空気を吸引して膨らむ

● CO_2チェッカー：挿管チューブにそのまま接続する。チューブが気道に挿入されていれば、CO_2を検知して、色(紫→黄色)に変化する

参考文献
1) American Heart Association：ACLS プロバイダーマニュアル AHA ガイドライン2010準拠. シナジー, 東京, 2012：38-48.
2) American Heart Association：BLSヘルスケアプロバイダー AHA ガイドライン2010準拠. シナジー, 東京, 2011：12-14.
3) 日本呼吸器学会, 日本呼吸管理学会：酸素療法ガイドライン. メディカルレビュー社, 東京, 2006, 29-41.
4) 飯塚悠佑：酸素マスクの種類. 清水敬樹, 村木京子監修, ICU看護パーフェクト, 羊土社, 東京, 2013：212-213.

B 「呼吸」に関する技術　　　　　　　　　　　　　★特殊な処置

胸腔穿刺

福田昌子

　胸腔穿刺は、肺虚脱の改善と貯留液の除去、貯留物の観察のために実施される。緊急を要する場合（緊張性気胸など）や、血液・胸水貯留はあるが持続ドレナージを必要としない場合が対象となる。

　緊張性気胸では、16〜18Gの針で第2肋間鎖骨中線上を穿刺して、緊急脱気することもある。

■ 適応

- 多量の胸水による低酸素や低換気などの呼吸機能悪化
- 胸水貯留の原因検索、がん・心不全・感染などの病態診断の補助

■ 実施時の注意点

ポイント
● 胸膜ショック（迷走神経性のショック症状で低血圧、徐脈などが生じる）を抑制するため、アトロピンを投与することがある。
● 持続ドレナージの準備もしておく（穿刺だけでは不十分な場合が多い）。
● 状態変化の把握のため心電図モニタを装着する。
● 緊急時に備え、緊急薬・救急カートを準備する。

■ アプローチ部位
（緊張性気胸）

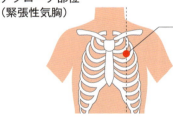

緊急脱気では第2肋間鎖骨中線上を穿刺

通常は第4〜5肋間前〜中腋窩線からアプローチする

実施時の注意点
● 急激な胸水排液による循環血液量減少・低酸素症・再膨張性肺水腫を避けるため、排液量1000〜1500mL/回以下とする（1800mL/回以上だと気胸のリスクが高くなる）。
● 出血傾向や抗血栓療法中の患者では、出血量が多くなる可能性が高いため注意する。

> **実施時に特に注意すべき臨床症状**
> - バイタルサイン：頻呼吸、頻脈、低血圧、SpO₂低下
> - 身体所見：呼吸に伴う非対照的胸部偏位、皮下気腫、気管・縦隔の健側偏位、患部側呼吸音の低下または消失、頸静脈拡張、弱い心音
> - 自覚症状・精神状態：息切れ、呼吸困難、突然の鋭い胸痛、不安、不穏

■ トラブル・異常とその対応

血圧低下、頻脈・徐脈、冷感・冷汗など循環動態の悪化	● 穿刺時の肋間動静脈や臓器損傷による血胸が考えられるため、すぐに医師に報告する。 ● 医師の指示のもと、輸液の投与を行う。必要ならば、開胸止血術の準備を進める。 ● 胸水排液後、30分〜1時間は特にバイタルサインに注意する。
激しい咳嗽、多量の泡沫状血性痰、喘鳴	● 胸腔穿刺により、虚脱していた肺が一気に再膨張して肺血流の再灌流・血管透過性亢進が生じる再膨張性肺水腫が考えられるため、すぐに医師に報告する。 ● 肺水腫は24〜72時間継続し、その間、人工呼吸管理を要することもある。
挿入時の呼吸困難	● 気胸が考えられるため、バイタルサインを測定し、医師に報告する。 ● 医師の指示により酸素吸入などの処置を行う。

文献
1）東京大学医学部附属病院看護部監修：ナーシング・スキル日本版. https://nursingskills.jp/［2016年4月5日アクセス］.
2）長谷川隆一：呼吸器系障害の治療・ケア. 道又元裕, 長谷川隆一, 濱本実也, 他編, クリティカルケア実践の根拠, 照林社, 2012：36-75.

B 「呼吸」に関する技術　　　　　　　★特殊な処置

外科的気道確保

福田昌子

　外科的気道確保には、輪状甲状靱帯穿刺または輪状甲状靱帯切開と気管切開がある。

　緊急時には、輪状甲状靱帯穿刺または輪状甲状靱帯切開が選択される。気管切開は、長期呼吸管理を要する場合や待機的に行われることが多い。

■適応

- 重度の顔面外傷、多量の口腔内出血、咽頭展開不能・頸椎損傷、咽頭・声門浮腫、急性咽頭蓋炎、気管断裂、異物による上気道閉塞、気管挿管（経口・経鼻）困難
- 排痰困難
- 器具を用いた気道確保が困難（2回実施しても挿管できない）で、SpO_2 90％以下の場合
- 呼吸管理が長期化する場合
- 意識レベル低下状態が遷延し、気道確保を必要とした呼吸管理が必要な場合

■実施時の注意事項

種類と特徴	実施時の注意点
輪状甲状靱帯穿刺・切開 ● 特徴：アプローチしやすい。頸部後屈が不要。出血が少ない ● 輪状甲状靱帯穿刺の特徴：換気実施には器具が必要。完全上気道閉塞だと排気できず、胸腔内圧上昇による圧外傷（barotrauma／バロトラウマ）を生じやすい ● 輪状甲状靱帯切開の特徴：誤嚥予防や吸引が可能だが、12歳以下では禁忌 **気管切開** ● 特徴：アプローチに時間が必要。出血が多い。気管周辺組織の損傷が生じやすい。頸部後屈が必要	● 合併症として気管穿孔、出血または血腫形成、縦隔気腫、気胸（緊張性気胸）・血胸、感染、声帯麻痺、反回神経麻痺、低酸素血症などがあるため、バイタルサイン、循環動態など注意して観察する。 ● 気管からの大量出血が生じた場合、すみやかな救命処置が必要となる。

■アプローチ部位

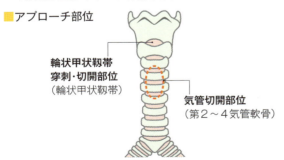

輪状甲状靱帯
穿刺・切開部位
（輪状甲状靱帯）

気管切開部位
（第2〜4気管軟骨）

実施時に特に注意すべき臨床症状

- バイタルサイン：頻呼吸、SpO_2 低下、血圧の上昇または低下、頻脈
- 身体所見：呼吸音、喘鳴、皮下気腫、出血の有無（穿刺・切開部、分泌物）、気管の偏位、胸郭の動き、努力呼吸、意識レベル、乏尿、頸静脈拡張、弱い心音
- 自覚症状、精神状態：呼吸困難、不穏

文献
1）溝端康光，横田順一郎：輪状甲状靱帯穿刺と切開の適応と手技．相馬一亥，岡元和文編，呼吸管理Q&A-研修医からの質問331-改訂版，総合医学社，東京，2009：46-52
2）東京大学医学部附属病院看護部監修：ナーシング・スキル日本版．https://nursingskills.jp/［2016年4月5日アクセス］．

C 「循環」に関する技術　★必須技術

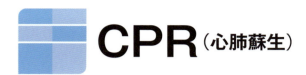

CPR（心肺蘇生）

生駒周作

心肺蘇生のながれ

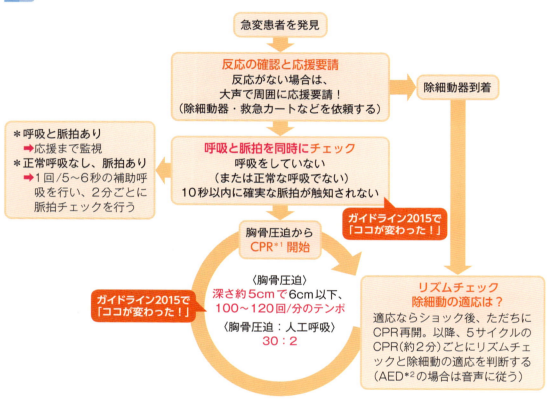

急変患者を発見

反応の確認と応援要請
反応がない場合は、
大声で周囲に応援要請！
（除細動器・救急カートなどを依頼する）

除細動器到着

* 呼吸と脈拍あり
➡応援まで監視
* 正常呼吸なし、脈拍あり
➡1回/5～6秒の補助呼吸を行い、2分ごとに脈拍チェックを行う

呼吸と脈拍を同時にチェック
呼吸をしていない
（または正常な呼吸でない）
10秒以内に確実な脈拍が触知されない

ガイドライン2015で
「ココが変わった！」

胸骨圧迫から
CPR*1 開始

ガイドライン2015で
「ココが変わった！」

〈胸骨圧迫〉
深さ約5cmで6cm以下、
100～120回/分のテンポ
〈胸骨圧迫：人工呼吸〉
30：2

**リズムチェック
除細動の適応は？**
適応ならショック後、ただちにCPR再開。以降、5サイクルのCPR（約2分）ごとにリズムチェックと除細動の適応を判断する（AED*2の場合は音声に従う）

日本蘇生協議会：JRC蘇生ガイドライン2015. 医学書院，東京，2016. を参考に作成

ワンポイントレクチャー　ハンズオンリーCPR

　感染予防の手段がないときや、CPRに自信のない医療者は、ハンズオンリーCPR（人工呼吸を行わないCPR）を選択してもよい。

　胸骨圧迫のみであれば、不慣れなスタッフでも比較的容易であるし、心原性心停止の生存率は「人工呼吸＋胸骨圧迫」を行ったときと同程度であるためである。

＊1　CPR（cardio pulmonary resuscitation）：心肺蘇生
＊2　AED（automated external defibrillators）：自動体外式除細動器

CPRのながれ

手順	注意点
❶ 脈拍の確認によって患者の心停止を確認したら、すみやかに30回の胸骨圧迫を開始する。	● 圧迫の方法は、年齢によって異なるため注意する。 ※胸骨圧迫の回数が多いほど生存率は高い。ただし、胸骨圧迫が早すぎても深すぎても予後に悪影響を及ぼす可能性がある。 ● 圧迫後、胸郭が完全に元に戻るよう注意する。 ※次の圧迫前に、心臓内に血液を完全に充満させる必要がある。
❷ 30回の胸骨圧迫の後、人工呼吸を2回行う。	● 1回につき1秒かけて、胸の上がりを確認しながら、適切に換気を行う。過換気は避ける。 ※過換気は、胃膨満による嘔吐、胸腔内圧上昇による静脈還流低下からの心拍出量低下を招く危険がある。 ● 高度な気道確保を伴わない場合：「圧迫：人工呼吸＝30：2」の比率で行う。 ● 高度な気道確保（気管挿管など）を伴う場合：「6秒に1回（10回/分）」人工呼吸を行う。
❸ 応援やAEDが到着するまで「❶❷」を交互に繰り返す。	● 胸骨圧迫の中断は10秒以内とし、最小限にとどめる。

> ガイドライン2015で「ココが変わった！」

年齢による違い

成人	小児（1歳〜思春期）	乳児（新生児以上1歳未満）
● 胸骨圧迫：胸骨の下半分を、両手で、深さ約5cmで6cm以下、テンポ100〜120回/分で圧迫	● 胸骨圧迫：胸骨の下半分を、両手（非常に小柄な児の場合は片手）で、深さ約5cm（胸の厚みの1/3以上）、テンポ100〜120回/分で圧迫	● 胸骨圧迫：「乳頭を結ぶ線のすぐ下・胸部中央」を、1人で行うなら「2本指」、2人で行うなら「胸郭包み込み両母指圧迫法」で、深さ約4cm（胸の厚みの1/3以上）、テンポ100〜120回/分で圧迫
● 比率：人数にかかわらず、通常は「圧迫：人工呼吸＝30：2」、高度な気道確保時は「6秒に1回（10回/分）」人工呼吸	● 比率：1人で行うなら「圧迫：人工呼吸＝30：2」、2人で行うなら「圧迫：人工呼吸＝15：2」、高度な気道確保時は「6秒に1回（10回/分）」人工呼吸	● 比率：1人で行うなら「圧迫：人工呼吸＝30：2」、2人で行うなら「圧迫：人工呼吸＝15：2」、高度な気道確保時は「6秒に1回（10回/分）」人工呼吸

■ 圧迫部位

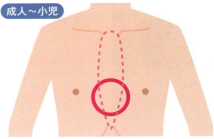

成人〜小児

胸骨の下半分を圧迫

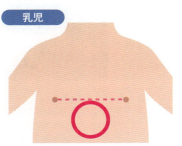

乳児

乳頭を結ぶ線のすぐ下・胸部中央を圧迫

CPRの技術

■脈拍の確認

● 脈拍は5秒以上10秒以内で確認する。脈が触れない（または曖昧にしか触れない）場合は、躊躇せず胸骨圧迫を開始する。

成人・小児	乳児
● 2〜3本の指で「頸動脈」を触れて確認する。	● 2〜3本の指で「上腕動脈」を触れて確認する。

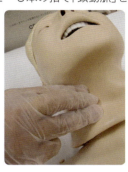

指を「気管と胸鎖乳突筋の間にある溝」に滑り込ませると確認しやすい

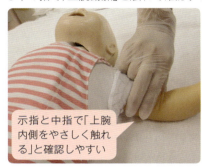

示指と中指で「上腕内側をやさしく触れる」と確認しやすい

■胸骨圧迫

CPRの要は効果的な胸骨圧迫である。胸骨圧迫は、心臓・脳に循環をもたらし、生存率を向上させる。

成人・小児	乳児
● 患者を「平らで固い場所」に寝かせて実施する。 ※ベッドをギャッジアップしている場合は、すみやかにベッドを平らにし、背板を入れる。 ● 疲労によって胸骨圧迫の質が低下しないよう、5サイクルごとに交代する。 ● 体格の小さい小児では、片手で圧迫してもよい。	● 実施者の人数（1人か2人か）により方法が異なる。 ● 2人で行う「胸郭包み込み両母指圧迫法」は、胸郭を包み込むことで、安定した深さや力を加えやすいため、2本指で行う1人法より効果的とされる。

2人法（胸郭包み込み両母指圧迫法）

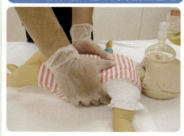

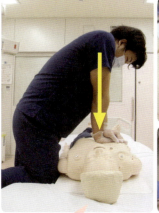

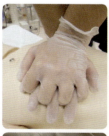

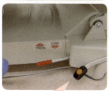

手を重ね、しっかり姿勢を保持

レバーを踏むとベッドが平らになるものもある。自施設のベッドを確認しておくことも大切

1人法（2本指で行う方法）

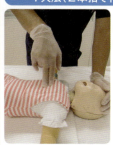

C　「循環」に関する技術　　★必須技術

除細動

生駒周作

　除細動は、パッドを介して心臓に電気刺激を加え、VF*¹や無脈性VT*²などの異常な心リズムをリセット（心筋全体を脱分極）し、心臓が正常な心リズムを再開できるようにするものである。

　除細動は、VFに対する最も効果的な治療法だが、除細動の成功確率は時間の経過とともに急速に低下するため、VFおよび無脈性VTに対する早期除細動は、何よりも重要である。

　除細動には、BLS*³で用いるAED*⁴と、ALS*⁵で用いるマニュアル式除細動器の2種類がある。

AED	マニュアル式除細動器
●一般市民でも使用できるよう、音声案内に従うことで安全に除細動が行えるように工夫されている。 ●心リズムの解析や放電エネルギーの設定が不要。	●緻密な心リズムの解析が可能で、心リズムに合わせた放電エネルギーを選択できる。 ●AED機能やTCP*⁶機能も充実している。

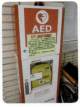

AEDハートスタートシリーズ（フクダ電子）

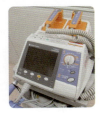

■適応

●心停止波形（VF、無脈性VT、心静止、PEAの4つが代表的）のうち、VFと無脈性VT（心筋の無秩序な興奮により心臓のポンプ機能が無効な状態）が、除細動の適応リズムである。

心室細動：VF	無脈性心室頻拍：pulseless VT
基線が不規則に揺れ、P波やQRS波などが判別できない。	先行するP波を欠き、幅広のQRS波が規則的に連続して出現する。

ワンポイントレクチャー　心静止波形（フラットライン）時の確認

心リズム（波形）の解析時、心静止波形（フラットライン）を認めたときは「本当に心静止なのか？」を必ず確認する。確認時には「3つのド」を用いる。

①リード	②かんド（感度）	③ゆうドう（誘導）
●「モニタリード（線）の外れはないか？」を確認する。 ●リード外れによる偽フラットラインが最も多い。	●「除細動器の感度は適切か？」を確認する。 ●感度を上げると、隠れていた波形を確認できることがある。	●「誘導は適切か？」を確認する。 ●誘導を変更する（Ⅰ⇒Ⅱ⇒Ⅲ）と、隠れていた波形を確認できることがある。

▦ AEDによる除細動

● AEDは、胸に貼ったパッドによって除細動を必要とする心リズムを解析し、誰でも簡単・安全に除細動を実施できるコンピュータ制御の装置である。

■手順

手順	注意点と根拠

❶ まずAEDを開けて電源ボタンを入れる。

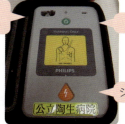

コネクタ差込口
電源ボタン
ショックボタン
公立陶生病院

● 電源を入れた後は、AEDの音声案内に従いながら後続の手順を実施する。
● 基本的な操作は、どのメーカーのAEDでも同じである。

❷ 胸をはだけて心臓を挟むようにAEDパッドを貼る。

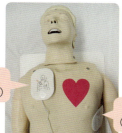

体表面積が小さい小児などでは、前胸部と背部に貼ってもよい。

鎖骨のすぐ下
（胸骨の右上方）

乳頭の左側
（左腋窩から5～8cm下）

● 8歳以上の患者には成人用パッドを使用する。成人に対して小児用のパッドを使用しない。

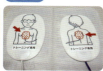

成人用　　小児用

● 除細動までの時間短縮のため、「❶❷」はAED到着から30秒以内に行う。

❸ コネクタをAEDに差し込み、「心電図を解析中です。患者に触れないでください」とアナウンスが出たら、CPRを一時中断し、AEDに心リズムを解析させる（5～15秒）。

● 心リズムの解析はコネクタを差し込むと始まるため、必ず「パッド装着→コネクタ接続」の順で行う。

❹ 「ショックが必要です。充電中です。患者から離れてください」とアナウンスが出たら、大声で周囲に指示し、誰も患者に触れていない状況をつくる。

ショックします！
離れてください！

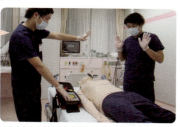

● AEDから「ショックは不要です」とアナウンスが出たら、すみやかに胸骨圧迫を再開する。

❺ 「ショックボタンを押してください」とアナウンスが出たら、ショックボタンを押して除細動をかける。

● ショックボタンを押す前に、周囲の安全を必ず目で確認する。

❻ ただちにCPR（胸骨圧迫から）を再開する。

● 2分後に自動的に心リズムの解析が始まるまでCPRを継続する。

マニュアル式除細動器による除細動

- マニュアル式除細動器は、モニタが搭載されているため、緻密な心リズムの解析と心リズムに合わせた放電エネルギーの選択が可能である。AEDモードを選択すればAEDとして使用することもできる。
- マニュアル式除細動器は、電気刺激（直流電流）の流し方の違いによって「単相性」「二相性」の2種類に分けられている。心拍再開や生命予後に関するエビデンスはないが、二相性は単相性より低いエネルギー（すなわち心筋のダメージが少ない）で効率よく除細動ができるとされており、近年では「二相性」が普及してきている。
- 種類によって設定エネルギー（Ｊ〈ジュール〉）数が異なるため、自病棟の除細動器の種類を事前に把握しておく。

単相性	二相性
● 電気刺激は一方向（上から下）に流れる。	● 電気刺激は二方向（「上から下」その後「下から上」）に流れる。

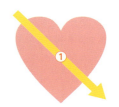
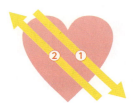

ワンポイントレクチャー　AEDの「こんなとき、どうする？」

■ 胸毛が濃い場合

　胸毛によってパッドが胸の皮膚に貼りつかないと、AEDが心リズムを解析できず、「電極パッドを確認してください」などのアナウンスが出続けてしまう。

　そんなときは、まず、パッドを強く皮膚に押し付けて、AEDが心リズムを解析できるか試す。

　パッドを押し付けても心リズムを解析できない場合は、勢いよくパッドを剥がして胸毛をできるだけ除去した後、新しいパッドを装着して心リズムを解析させる。

■ 胸部が汗などで濡れている場合

　胸部が濡れていると、患者の胸の皮膚との間で通電させてしまい、十分なエネルギーが心臓まで行き届かなくなってしまう。そのため、パッドを貼る前には、必ず胸の水分を手早く拭き取る。

■ 植え込み型除細動器やペースメーカーを装着している場合

　機器のすぐ上にパッドを貼ると、心臓へのエネルギーが遮断される可能性がある。そのため、植え込み型除細動器やペースメーカーのすぐ上にパッドを貼ることは避ける。

■ 胸部に貼付薬が貼られている場合

　貼付薬が貼られていると、エネルギーが遮断され、十分なエネルギーが心臓まで行き届かなくなる可能性がある。また、皮膚に熱傷が生じる危険もある。必ず貼付薬を剥がし、その部分を軽く拭き取ってからパッドを貼る。

＊1　VF（ventricular fibrillation）：心室細動
＊2　VT（ventricular tachycardia）：心室頻拍
＊3　BLS（basic life support）：一次救命処置
＊4　AED（automated external defibrillators）：自動体外式除細動器
＊5　ALS（advanced life support）：二次救命処置
＊6　TCP（transcutaneous pacemaker）：経皮ペーシング

■手順

手順	注意点と根拠
❶ 除細動器の電源を入れる（ダイアルをモニタに合わせる）。	
❷ 患者の胸をはだけて心電図モニタ電極とパッドを貼る。	
❸ モニタの誘導を「Ⅱ誘導」に変更する。	● 初期画面は「パドル誘導」となっているため注意する。
❹ CPRを一時中断し、心リズム（波形）を解析する。	● 胸骨圧迫の中断は10秒以内にとどめる。
❺ 除細動の適応リズムであれば至適エネルギー量を設定する。 ※単相性なら360J、二相性なら150J	● 非適応リズムであれば、ただちに胸骨圧迫を再開する。
❻ 充電ボタンを押す。	
❼ 充電が完了したら、周囲の安全、最終の心リズム（波形）を確認した後に放電ボタンを押して除細動をかける。	● 大声で「離れてください」などと周囲に指示し、「自分、周囲の人、酸素投与の中断」を確認する。 ● 必ず「安全」「波形」を目で確認してから放電ボタンを押す。

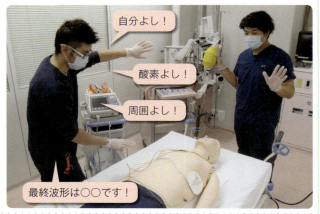

自分よし！

酸素よし！

周囲よし！

最終波形は○○です！

手順	注意点と根拠
❽ ショック実施後は、胸骨圧迫からただちにCPRを再開する。 ※心リズムの解析や意識の確認などはせず、ただちに5サイクルのCPRを行う。	● 仮に除細動が成功しても、心拍再開直後の心リズムは、低速（徐脈）であり、十分な全身灌流の維持は期待できない。

ワンポイントレクチャー　同期電気ショック

　同期電気ショックは、脈のある症候性の不安定な頻脈またはVT（早い心拍数で自発的に脱分極する異常能をもつ部位が存在するもの）に対して最適な治療法である。

　通常、心拍数が150回/分を超え、自覚症状を伴う場合に適応となる。しかし、接合部頻拍や、異所性または多源性の心房頻拍に対する効果は、あまり期待できない。

　同期電気ショックでは、QRS幅のピーク（R波）と同期してショックを行う。これは、T波（再分極）でのショック（ショック on T）を回避するためである。

　至適エネルギーは、不整脈の種類に合わせて選択する。

■ 適切な初回エネルギー量

不整脈の種類	単相性	二相性
不安定な心房細動	100～200J	100～120J
不安定な単形性VT	100J	100J
その他不安定なSVT、心房粗動	50～100J	50～100J
多形性VT（形と頻度が不規則）	360J	150～200J

※成功しない場合、段階的にエネルギー量を上げる

★必須技術

 # ルート確保

生駒周作

緊急薬の投与経路の優先順位は、①静注投与、②骨髄内投与、③気管内投与の順である。

心停止時に最優先されるのは「質の高いCPRと早期除細動」であり、高度な気道確保（気管挿管など）と薬剤投与の優先順位は、その次である。

静脈路確保（静注投与）

- 緊急薬や輸液の投与経路は、すでに中心静脈路が確保されている場合を除き、迅速で安全（合併症のリスクが低い）に確保できる末梢静注が選択される。
- 静脈路確保の際も、CPRが中断されないよう注意する。
- 末梢静注投与した薬剤の効果はすぐには現れない（薬剤が末梢から中心循環に到達するには通常1〜2分かかる）ことを念頭に置いてCPRにあたる。

■手順

手順	注意点と根拠
❶ なるべく太い血管を選択し、なるべく太い留置針で静脈路を確保する。	● 第一選択は末梢静脈（肘正中皮静脈など）、不可能なら中心静脈（大腿静脈など）を選択する。
❷ 指示された緊急薬をボーラス投与する。続けて約20mLの静脈内輸液をボーラス投与する。	● 緊急薬を輸液で後押しすることで、緊急薬の作用をいち早く得られるようにする。
❸ 静注投与した肢をおよそ10〜20秒間挙上する。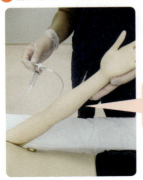薬剤を注入後、上肢を心臓のより高い位置で10〜20秒挙上する。	● 肢を心臓より高い位置にすることで、緊急薬が中心循環にいち早く到達することが期待される。
❹ 緊急薬を投与した時間を記録し、次回投与のタイミングまでタイマーをセットする。	● アドレナリンなどの緊急薬は、3〜5分間隔での投与が推奨されている。
❺ 患者状態を把握し、次回投与する薬剤を先読みして準備にあたる。	

骨髄路確保（骨髄内投与）

- 骨髄穿刺により骨髄内にルートを確保し、直接薬剤を骨髄内へ投与する方法である。静脈路確保が困難な場合（特に小児に多い）は、骨髄路確保により安全かつ効果的に緊急薬を投与できる。
- 骨髄路確保のメリットは、全ての年齢層に対応できること、専用キットを用いて30〜60秒で確保できること、静注投与が可能な緊急薬や輸液はすべて骨髄内投与できることである。
- 骨髄炎などの感染症リスクを低下させるため、原則として骨髄路の使用は短時間が望ましい。そのため、初期治療が完了した時点で静脈路を確保して骨髄路は抜去する。

■ 手順

手順	注意点と根拠

❶ 穿刺部位を確認し、決定する。
※第一選択は脛骨近位端である。
※脛骨近位端のほか、脛骨遠位端、上腕骨頭なども穿刺部位として使用される。

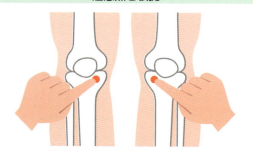

❷ 穿刺部位を消毒したら、肢を支えて動かないように固定する。

- 脛骨近位端穿刺の場合、膝下に丸めたタオルを敷くと、安定性が増す。

❸ 穿刺して骨皮質に針先を当てる。当たりを確認したら、針をねじりながら骨皮質を貫き、針先の抵抗が急になくなるところまで針を進める。

- 抵抗がなくなった時点で、針先が骨髄内に入った可能性が高い。

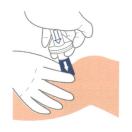

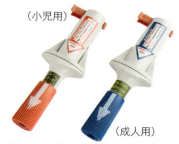

（小児用）

（成人用）

骨内医薬品注入キット（日本光電工業）

❹ 骨髄路の確保を確認する。

- 以下を満たせば確保成功と判断できる。
※針から手を放しても針が立ったまま安定している。
※生理食塩液を10mL注入して抵抗がない。また、注入した生理食塩液の皮下組織への漏れがない。

❺ 固定して薬剤を注入する。

気管内投与

● **気管挿管チューブ**を介して薬剤を直接気管内へ注入し、気管粘膜から吸収させる方法である。
● 静注投与および骨髄内投与より推奨度が劣る。

■手順

手順	注意点と根拠
❶ 注射器に吸引用チューブを接続する。 ❷ 確実に気管内へ投与する。 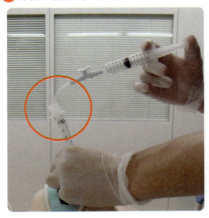	● 気管内投与の場合、5〜10mLの生理食塩液または注射用蒸留水で希釈した薬剤を注入する。 ● 通常、気管内投与による薬剤の投与量は、静注投与の2〜2.5倍である（ほとんどの薬剤では、気管内投与時の至適投与量が不明である）。 ● 研究では、アドレナリン、バソプレシン、およびリドカインは循環系に吸収されることがわかっている。

ワンポイントレクチャー **急変時に用いられる輸液**

急変時に用いられる主な輸液剤（電解質輸液の静注投与）を以下にまとめる。

分類		細胞外液補充液			開始液			
		乳酸リンゲル		酢酸リンゲル	1号液			
商品名		ラクテック®	ハルトマン	ソルラクト®	ヴィーン®F	ソリタ®T1号	ソルデム®1	KN1号	デノサリン®1
電解質（mEq／L）	Na⁺	130	130	131	130	90		77	
	K⁺	4	4	4	4	—		—	
	Ca²⁺	3	3	3	3	—		—	
	Cl⁻	109	110	110	109	70		77	
	乳酸／酢酸	乳酸28		酢酸28		乳酸20		—	
糖		—	—	—	—	104kcal/L		100 kcal/L	
pH		約6.7	6.0〜7.5		6.5〜7.5	3.5〜6.5	4.5〜7.0	約4.9	3.5〜6.0
適応		心肺停止時、出血、脱水、広範囲熱傷、敗血症				病態不明時、等張性脱水			

心電図（モニタ心電図、12誘導心電図）

生駒周作

モニタ心電図

- 急変時は、患者の状態をモニタリングするため、3点誘導によるモニタ電極を装着する。ACS（急性冠症候群）[*1] など診断の正確さにおいては12誘導心電図には劣るものの、簡便で心臓の状態変化を常時モニタリングできる。
- ただし、CPRの必要性は、心電図波形でなく「脈拍の有無」で判断することを念頭に置き、心電図波形に固執してCPRを遅らせることがないように注意する。

■手順

手順	注意点と根拠
❶ 電極を貼る。 **Ⅱ誘導の場合** （赤）ー極　不関電極。右鎖骨の下 （黄）E　アース。左鎖骨の下 （緑）＋極　関電極。左肋骨の下縁	● 「右肩＝赤」「左肩＝黄」「左胸部＝緑」が一般的だが、メーカーによって違う場合もある。 ● 「Ⅱ誘導」が基本である。心臓の電気刺激は右肩から左胸部方向（心尖部）に流れるため、Ⅱ誘導が最も心臓の電気刺激をとらえやすいためである。
❷ 経時的に波形を観察する。 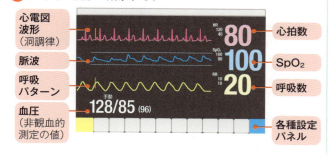 心電図波形（洞調律）／脈波／呼吸パターン／血圧（非観血的測定の値）／心拍数／SpO₂／呼吸数／各種設定パネル	● 以下の5点に重点を置いて経時的に観察する。 ①脈拍数 ②リズム不整の有無 ③P波の有無 ④QRS波の幅 ⑤ST変化の有無 ● 常に患者に合わせたアラームを設定しておく。

＊1　ACS（acute coronary syndrome）：急性冠症候群

12誘導心電図

- 12誘導心電図は、四肢誘導で得られる6波形、胸部誘導で得られる6波形で構成される。
- 症状などからACS（STEMI[*3]など）が疑われる患者に対しては、ただちに12誘導心電図による評価が必要である。これにより、血栓溶解療法やPCI[*4]までの時間を短縮でき、死亡率の低下や心筋障害の抑制が期待される。

■手順

手順	注意点と根拠
❶ 電極を装着する。 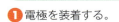 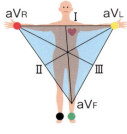	● 電極装着部位の汚染や皮膚の脂肪分がある場合は、アルコール綿などできれいに拭き取る。 ● 電極と皮膚との電気抵抗を少なくするため、専用ペーストやシート（アルコール綿でも代用可）を使用する。

〈四肢誘導〉

電極の色	装着部位
赤	右手
黄	左手
緑	左足
黒	右足

〈胸部誘導〉

誘導	電極の色	装着部位
V₁	赤	第4肋間の胸骨右縁
V₂	黄	第4肋間の胸骨左縁
V₃	緑	V₂とV₄の中間
V₄	茶	第5肋間と鎖骨中線の交点
V₅	黒	V₄と同じ高さ、左前腋窩中線上
V₆	紫	V₄と同じ高さ、左中腋窩線上

❷ 経時的に波形を観察する。

● 心電図のアーチファクト（さまざまなノイズによる波形の乱れ）に注意する。

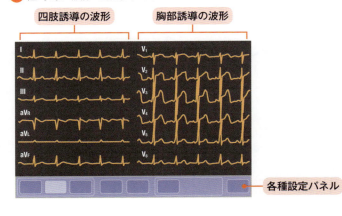

四肢誘導の波形　　胸部誘導の波形

各種設定パネル

---

*3 STEMI（ST elevation myocardial infarction）：ST上昇型心筋梗塞
*4 PCI（percutaneous coronary intervention）：経皮的冠動脈インターベンション

C 「循環」に関する技術　★必須技術

経皮ペーシング

生駒周作

　経皮ペーシングは、パッドを介して心臓にペーシング刺激を送るものである。治療の目標は、正常な心拍数を維持することではなく、患者の全身状態、すなわち徐脈による自他覚症状の改善である。
　ほとんどのメーカーのマニュアル式除細動器には、TCP*1モードが搭載されている。
　低体温症には禁忌であり、心静止には推奨されない。

■適応

● 血行動態や臨床症状が不安定な徐脈（低血圧、意識障害、ショック徴候、胸部不快感、など）
● 症状を伴う心室補充調律を示す徐脈

● 急性心筋梗塞の場合、以下の状況では、ペーシングの準備が必要とされている。

■ペーシング準備が必要な波形（急性心筋梗塞の場合）

症候性洞性徐脈
リズムが遅い以外は正常

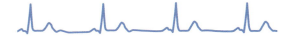

Mobitz Ⅱ型Ⅱ度房室ブロック
周期的に突然QRSが欠落する以外は正常

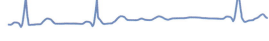

Ⅲ度房室ブロック
P波とQRSが無関係に出現

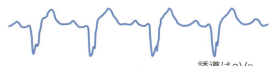

左脚ブロック
洞調律だが幅の広いQRS

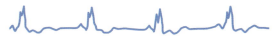

誘導はaVR

右脚ブロック
洞調律だが幅の広いQRS

誘導はaVR

交代性脚ブロック
右脚ブロックと左脚ブロックの合併

二枝ブロック
右脚ブロックと左脚前枝または左脚後枝ブロックの合併

＊1　TCP（transcutaneous pacemaker）：経皮ペーシング

■手順

手順	注意点と根拠
❶ 患者へ説明し、鎮静薬の投与を検討する。 ❷ 症状の軽い患者には、経皮ペーシング前のアトロピン投与を考慮する。	● 意識のある患者には、ペーシング刺激による苦痛軽減のため、鎮静薬の投与が必要となる。 ● 緊急を要する状況でアトロピン投与が遅れる場合は、準備ができ次第、すみやかにTCPを行う。
❸ 心電図モニタの電極（必須）とパッドを胸部に貼る。 ❹ ペーシング装置の電源を入れる。 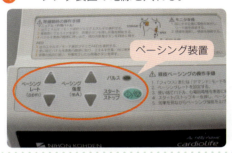	
❺ 自己脈がある場合は「デマンドモード」を選択し、レートを60～80回/分程度に設定する。 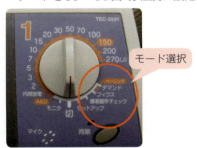	● 自己脈がない場合は、「フィックスモード」を選択する。 ● ACS[*2]患者に対するTCPでは、心拍数の設定に注意する（高い心拍数を使用すると、心筋酸素需要が増大し、虚血を悪化させる恐れがある）。 ● レートは、ペーシングが安定した後、患者の全身状態をみて変更（増減）する。
❻ 最低出力から開始し、徐々に出力をあげる。コンスタントにペーシングできる値から2mA高い設定にする。	● 2mA の安全マージンをとることで、ペーシングフェイラー（ペーシングの脱落）を予防する。

*2 ACS（acute coronary syndrome）：急性冠症候群

C 「循環」に関する技術　　　　　　　★特殊な処置

心嚢穿刺

生駒周作

心嚢穿刺の目的は、心タンポナーデに対する心嚢液の排除である。

絶対的な禁忌症例はない。

心筋梗塞後の心破裂や大動脈解離などの出血により、急激に進行する心タンポナーデに対する、緊急開胸術までの救命処置として大事な役割をもつ。

■方法

手順	注意点と根拠
❶ 穿刺部位を消毒し、清潔野を確保する。	● 患者のプライバシーを守り、声かけなどにより最大限不安の除去に努める。 ● 実施前に緊急事態に備えて救急カート、除細動器をベッドサイドに配置する。
❷ 心エコーで心嚢液を確認し、穿刺深度を決定する。	
❸ 局所麻酔を行い、穿刺する。	● 局所麻酔は「剣状突起左縁と左肋骨弓が交差する場所」に行う。 ● 穿刺は「穿刺針を左烏口突起の方向に向けて冠状面に対して35〜45度背側方向へ」行う。
❹ 吸引をかけながら、心膜腔まで慎重に針を進め（通常は4〜6cmほど）、心嚢液を吸引する。	● 実施中は不整脈の出現に注意しモニタする。 ● 実施後の安静について患者に十分説明し、自覚症状出現に備えてナースコールを手元に設置する。

■穿刺部位

胸骨左縁
第4・5肋間

心濁音界左縁
第5・6肋間

左肋の剣状突起角

ワンポイントレクチャー　心タンポナーデって？

　心タンポナーデは、外傷や心筋梗塞、悪性腫瘍まで、さまざまな病態によって生じる。

　心タンポナーデは、心膜腔（心筋と心膜の間）にある心嚢液が異常に増加して心臓の拡張を妨げることで引き起こされる。これにより心臓は正常なポンプ機能を失い、心拍出量が著しく低下するとショック（閉塞性）状態、心停止となる。

　心タンポナーデ時の特徴には、ベックの3徴候（血圧低下、頸静脈怒張、心音減弱）や心電図変化（低電位）などがある。

D 「意識」のアセスメント技術

JCSの評価

三浦敦子

JCS[1]は、脳ヘルニアと相関する覚醒障害の程度を評価するために、日本で開発されたスケールで、国内で広く用いられている。

■ JCSのスケール

Ⅰ. 刺激しなくても覚醒している状態	意識清明	0
	だいたい意識清明だが、今ひとつはっきりしない	1
	時・人・場所がわからない（見当識障害がある）	2
	自分の名前・生年月日が言えない	3
Ⅱ. 刺激をすると覚醒する状態 （刺激をやめると眠り込む）	普通の呼びかけで容易に開眼する	10
	大きな声または身体を揺さぶると開眼する	20
	痛み刺激にかろうじて開眼する	30
Ⅲ. 刺激しても開眼しない状態	痛み刺激に払いのけるような動作をする	100
	痛み刺激に少し手足を動かしたり顔をしかめたりする	200
	痛み刺激にまったく反応しない	300

■ 評価の方法

● 3-3-9度方式ともいわれ、自発的に覚醒するⅠ桁、刺激により覚醒するⅡ桁、どんな刺激にも開眼しないⅢ桁に分類され、さらに意識状態や刺激の強さによってそれぞれ3段階に分けられる。これに意識清明の0を加えた10段階で評価し、「JCS 30」のように点数で表記する。

● 覚醒状態を迅速に評価できるが、覚醒の詳細な内容は評価できないため、GCS[2]と併用することが多い。

● 点数だけでは表現しにくい状態は、以下の頭文字を付けて評価することもある（例：JCS 30R）。

R	Restlessness（不穏状態）
I	Incontinence（尿便失禁）
A	Akinetic mutism（無動性無言：自発的な運動はないが注視や追視・嚥下運動は可能） Apallic state（失外套状態：覚醒しているが刺激に反応できず、注視や追視は不可能）
T	Tracheostomy（気管切開）

文献
1）三宅裕治，村山享一：意識障害．大井静雄編，脳神経外科ケア，照林社，東京，2010：116-123.
2）峯浦一喜：意識障害．児玉南海雄，佐々木富男監修，標準脳神経外科学 第13版，医学書院，東京，2014：140-148.

＊1　JCS（Japan Coma Scale）：ジャパンコーマスケール
＊2　GCS（Glasgow Coma Scale）：グラスゴーコーマスケール

D 「意識」のアセスメント技術

GCSの評価

三浦敦子

GCS*1は、世界的に普及している評価スケールである。呼名反応や従命動作の有無など意識障害の程度を把握することができるが、JCS*2と比較してやや複雑で覚えにくい。

■GCSのスケール

項目	点数	反応
E Eye opening （開眼反応）	4	自発的もしくは普通の呼びかけで開眼
	3	大きな声の呼びかけで開眼
	2	痛み刺激で開眼
	1	開眼なし
V Best verbal response （最良言語反応）	5	見当識あり
	4	会話は成立するが、見当識が混乱している
	3	発語はあるが会話は成立しない
	2	理解できない発声
	1	発語なし
M Best motor response （最良運動反応）	6	命令に従う
	5	痛み刺激に払いのける動作あり
	4	痛み刺激にすばやく逃げるように四肢をひっこめる
	3	痛み刺激にゆっくりと屈曲する（除皮質硬直を含む）
	2	痛み刺激にゆっくりと伸展する（除脳硬直を含む）
	1	動きなし

除脳硬直　　　除皮質硬直

■評価の方法

● 開眼反応（E）、言語反応（V）、運動反応（M）の3項目をそれぞれ4〜6段階に分けて評価する。

● 合計点が少ないほど重症度が増す。「15点満点＝意識清明」「3点＝深昏睡」で、一般的に「8点以下＝重症」とされる。

● 記録する際は、開眼・言語・運動反応のそれぞれの点数と合計点を合わせて「GCS：E3 V4 M5合計12点」のように表記する。

● 意識障害の経過を把握するために、JCSと合わせて継時的に観察・記録していく。

文献
1）峯浦一喜：意識障害. 児玉南海雄, 佐々木富男監修, 標準脳神経外科学 第13版, 医学書院, 東京, 2014：140-148.

＊1　GCS（Glasgow Coma Scale）：グラスゴーコーマスケール
＊2　JCS（Japan Coma Scale）：ジャパンコーマスケール

D 「意識」のアセスメント技術

瞳孔の評価

三浦敦子

瞳孔所見

　まずは自然光のもとで観察し、「大きさ」「左右差」「形が正円か楕円か」などを確認する。

　正常な瞳孔は大きさ2.5〜4mmで、瞳孔径が2mmより小さければ縮瞳、5mmより大きければ散瞳と呼ぶ[1]。散瞳は、脳ヘルニアなどで動眼神経が圧迫されることによって起こることが多く、生命にかかわる危険な徴候である。

　瞳孔径は、正常の場合でも生理的に0.5mm程度の左右差を認めることがある。一般に1mm以上の左右差を認めるときに「瞳孔不同あり」とされる。

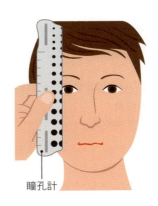

瞳孔計

対光反射

　対光反射は、光刺激に対し瞳孔が収縮する反応である。光を受けた瞳孔が収縮する「直接対光反射」と、光を受けた反対側の瞳孔が収縮する「間接対光反射」がある。

　対光反射を見る際は、患者の顔を正面に向け、意識がある場合は遠くを注視してもらう。

　間接対光反射の影響を考慮して、観察する眼球の外側からペンライトの光を素早く入れて縮瞳とその反応のスピードを確認する。正常な場合、光を当てるとすぐに縮瞳する。

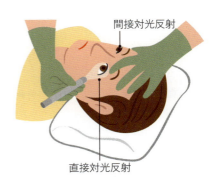

間接対光反射

直接対光反射

ワンポイントレクチャー 「瞳孔の異常」のまとめ

内下方への偏位	両側縮瞳・正中固定	共同偏視
		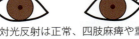
●両側縮瞳、対光反射の減弱、片側の麻痺または感覚障害が併存している場合→視床出血を疑う	●対光反射は正常、四肢麻痺や重度の意識障害が併存する場合→橋出血を疑う	●瞳孔径・対光反射は正常だが、対側の麻痺または感覚障害が併存する場合→被殻出血を疑う ●対光反射は正常だが、両側縮瞳があり、同側の運動失調、激しい頭痛、めまい、嘔吐が併存する場合→小脳出血を疑う

文献
1）齊藤延人：神経学的検査法．児玉南海雄，佐々木富男監修，標準脳神経外科学 第13版，医学書院，東京，2014：33-61．
2）医療情報科学研究所編：病気がみえるvol.7 脳・神経，メディックメディア，東京，2011：461-462．
3）山内豊明：フィジカルアセスメントガイドブック．医学書院，東京，2011：198-199．
4）髙橋ひとみ：神経学的所見．道又元裕監修，重症集中ケア2009；9（2）：44-51．

+α 「その他」の必須技術

体位調整

福田昌子

　患者の体位を調整するときに、第一に考えなければならないのは、患者の状態に影響を及ぼす可能性のある危険を回避し、循環・呼吸の安定化・改善を図ることである。

　外傷の場合では、損傷部の安静も必要となる。特に、頸部に損傷がないことが確認できるまでは、頸部保持を忘れてはならない。

■ 患者の状態に合わせた好ましい体位とその効果

| 嘔吐の危険
口腔内分泌多量 | → | 嘔吐による窒息を防ぎたいので… | → | 可能なら側臥位
顔を横に向ける |

| ショック | 循環血液量減少性ショック
神経原性ショック | → | 静脈還流量を増やし、心拍出量を増加させたいので… | → | 体幹を水平に
（下肢挙上*¹を行う場合も） |
| | 心原性ショック | → | 心負荷を増加させたくないので… | → | 水平仰臥位 |

| うっ血性心不全 | → | 静脈還流量を減らしたいので… | → | ファーラー位
（60〜90度ギャッジアップ） |

| 呼吸障害 | 吸息の障害 | → | 胸郭の運動を妨げたくないので… | → | |
| | 呼息の障害
（COPD急性増悪、喘息発作） | → | 腹筋を使いやすくしたいので… | → | 前傾座位 |

| 頭蓋内圧亢進の危険 | → | 脳灌流圧を維持したいので… | → | 頭部挙上（30度） |

---

*1　下肢挙上：ショック体位と呼ばれるもので。脳や心臓など重要臓器への血流を増やすとされている。

誤嚥・窒息予防

吐物や口腔内の分泌物による窒息の可能性がある場合、気管挿管など気道確保が十分でない状態であれば、顔を横に向ける。

検査・処置の妨げにならず、循環動態が安定していれば、支障のない範囲で側臥位をとる。

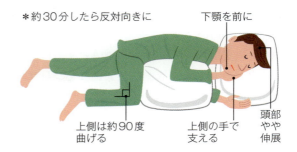

＊約30分したら反対向きに

下顎を前に

頭部やや伸展

上側は約90度曲げる

上側の手で支える

頭蓋内圧亢進に対する対応

■頭部挙上

頭蓋内圧亢進時は、頭蓋内圧を低下させて脳灌流圧を維持するため、30度の頭部挙上が重要となる。しかし、30度頭部挙上によって著しく血圧が低下する場合は、脳灌流圧が維持できないため、挙上の角度を再考する必要がある。平均血圧（mBP）が60～150mmHgの範囲では脳血流は一定に保たれるため、参考にするとよい。

脳梗塞の急性期など、頭部挙上により脳血流が低下して状態悪化につながる可能性がある場合は、診断が確定されるまでは避ける。

ドレナージをしている患者では、頭部挙上により0点（ゼロ）の位置がずれると、ドレナージ不良の原因になるため、注意する。

■頭位の調整

頚部の過度の屈曲や進展によって静脈還流が阻害されると、頭蓋内圧の亢進を助長させるリスクがある。

体幹の位置に注意し、頭部および頚部は正中位に保持できるよう管理する。

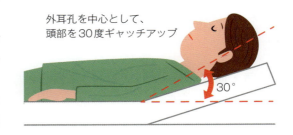

外耳孔を中心として、頭部を30度ギャッチアップ

30°

循環動態の悪化に対する対応

循環動態が悪化した場合、その原因に応じた体位を選択する必要がある。

静脈還流を増加させることにより血圧上昇が期待できる場合は、両下肢を30～40度（文献によっては50cm）挙上させることで、状態の改善を図る。

しかし、うっ血性心不全が原因で血圧低下をきたしている場合は、仰臥位にすることで心停止をきたす可能性があるため、安易に行ってはならない。

呼吸状態悪化に対する対応

■横隔膜の運動を妨げない

正常な呼吸の主役は横隔膜運動である（最大呼気時の吸気量の70％は横隔膜の働きによる）。

上体を起こすと、機能的残気量（FRC*1）は、臥位のときより増加する。したがって、呼吸困難時は、横隔膜の運動が制限されない体位（座位やファーラー位）が好ましい。人工呼吸の自発呼吸モードのときや腹水が貯留している患者では、腹部臓器や腹水の存在によって横隔膜の運動が障害されやすいため、それらの影響を最小限にするためにも頭部を挙上するとよい。

気管支喘息発作やCOPD*2の急性増悪では、呼息障害があり、腹筋を使用して呼息を行うため、前傾姿勢の座位をとると呼息がしやすい。

吸息に障害がある場合は、ベッドの頭部を60～90度に挙上して背もたれに寄りかからせ、胸郭の運動を妨げない体位とする。枕などで体幹を支えるときは胸郭運動を妨げないように注意する。

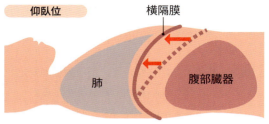

仰臥位

横隔膜

肺

腹部臓器

● 腹部臓器の抵抗で、横隔膜の背中側は動きにくく無気肺を起こしやすい。

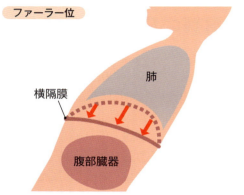

ファーラー位

肺

横隔膜

腹部臓器

● ファーラー位をとることで、腹部臓器の抵抗が減り、横隔膜が押し下げられる。

■換気・血流比を考える

肺炎、無気肺、胸水が存在する場合、患側が下になる体位をとると、換気・血流比の不均衡が助長され、呼吸状態が悪化しやすい ▶p.58 。体位変換後に急激な呼吸状態の悪化が起こった場合は、換気・血流比の不均衡の悪化が原因である可能性が高いため、再度体位の調整を行う。

しかし、患側を上にした体位を続けることによる弊害（健側側に新たな無気肺を形成するなど）を起こす危険があることを忘れてはならない。

■静脈還流を妨げない

仰臥位では静脈還流が増加するため、肺うっ血が助長され、呼吸困難の原因となる。

うっ血性心不全による呼吸困難が疑われる場合は、仰臥位にせず、安楽に座位がとれるように調整を行う。

引用・参考文献
1）石井房世：体位変換．池松裕子監修，濱本実也編，ICU患者のフィジカルアセスメント，メディカ出版，大阪，2014：86-90.
2）Monne X, Rienzo M, Osman D, et al. Passive leg raising predict fluid responsiveness in the critically ill. Crit Care Med 2006；34（5）：1402-1407.

＊1　FRC（functional residual capacity）：機能的残気量
＊2　COPD（chronic obstructive pulmonary disease）：慢性閉塞性肺疾患

+α 「その他」の必須技術

ドレーン抜去時の緊急対応

福田昌子

不要なドレーンは挿入されていないため、「抜去されない（誤ってしない）」のが大前提である。

ドレーンが抜けてしまったときは、患者の状態をしっかり観察し、緊急対応が必要か、経過観察でよいかを判断する（医師が判断できるように報告する）必要がある。

経過観察中は、出現した異常を見逃すことなく、適切な対応が求められる。

ここでは、脳、胸腔、腹腔の各ドレーンについて、ドレーン抜去時の緊急対応を説明する。

■ ドレーン抜去時の対応

各ドレーン共通	●バイタルサイン、本人の自覚症状、抜去部の皮膚の状態を観察し、すみやかに医師に報告する。 **完全に抜けてしまった場合** ●抜けたドレーンの形状を確認する（体内残留の有無の確認）。抜けたドレーンは、医師が形状確認するまで破棄しない。 ●再挿入となる場合は、各施設の基準に従い、処置の準備を行う。 **一部抜けてしまった場合** ●医師の診察が終了するまでは、体動を避け、安静を促す。 ●一部抜けてしまった場合でも、看護師が抜去してはいけない。
脳ドレーン	●抜去部を清潔なガーゼで圧迫する。 ●刺入部からの髄液流出・出血、エアの流入、逆行性感染を防ぐために、必要時には抜去部を縫合する。 ●意識レベル、瞳孔、四肢麻痺など神経学的所見の変化に注意する。 ●呼吸状態の悪化に注意する。 ●必要時にはCTなどの検査を行う。 ●一部抜けてしまった場合は、ドレーンをクランプし、医師に報告する。 ●その後の処置については、医師の指示に従う。
胸腔ドレーン	●抜去部を清潔なガーゼで圧迫し、皮膚を保護する（▶p.38 表 参照）。 ●血圧低下、頻脈などのショック症状の出現に注意する。 ●呼吸状態、気管の偏位、頸静脈の怒張の有無を観察する。 ●浸出液の有無、皮下気腫の出現・拡大の有無を観察する。 ●胸部X線検査を行い、再挿入が必要か検討する。 ●一部抜けてしまった場合は、ドレーンが何cm挿入されているかを確認し、医師に報告する。 ●その後の排液状況（性状、量）、エアリークの有無を観察。
腹腔ドレーン	●腹部症状を確認する。 ●血圧低下、頻脈などのショック症状の出現に注意する。 ●SIRS[*1]の徴候の出現に注意する。 ●一部抜けてしまった場合は、ドレーンが何cm挿入されているか確認し、医師に報告する。 ●その後の排液状況（性状、量）の観察を行う。

＊1 SIRS（systemic inflammatory response syndrome）：全身性炎症反応症候群

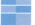 脳ドレーン

■意識レベルの低下、瞳孔所見の変化を見逃さない

脳ドレーンは、髄液や血液の排出を目的に留置される。抜去によりドレーンからの排液が妨げられた場合、特に頭蓋内圧亢進症状に注意する。

ドレーン抜去を発見したら、すぐに清潔なガーゼで抜去部を圧迫し、髄液の流出や、頭蓋内が外部と交通することによる感染、空気の流入を防ぐ。

抜去直後は髄液の過剰流出、その後は排液が妨げられたことに伴う髄液・血液の貯留によって頭蓋内圧の変化をきたし、意識レベル低下や瞳孔所見の異常などが出現する可能性がある。また、それに伴いバイタルサインにも変化をきたす可能性もあるため、注意が必要となる。

胸腔ドレーン

■呼吸状態の悪化、ショックの所見を見逃さない

胸腔ドレーンは、貯留した液体や空気を排出することで、虚脱した肺の再膨張を促すために留置されている。抜去により脱気が妨げられると肺が再虚脱する可能性があるため、呼吸状態の悪化に注意する。

胸腔ドレーンの場合、患者が「自発呼吸」か「陽圧換気」かによって起こる問題と対応が異なる。陽圧換気時は、緊張性気胸を招く恐れもあるため特に注意する。血管損傷を起こすと出血量によってはショックをきたす可能性もあるため注意する。

	自発呼吸時	陽圧換気時
起こる問題	●抜去部からの空気の流入による肺胞の虚脱（気胸） ●低酸素状態	●胸腔内への空気の貯留 ●緊張性気胸 ●低酸素状態 ●ショック状態
抜去部の処置	●フィルムで覆い、外気の流入を防ぐ	●胸腔からの空気の流出を妨げないように、ガーゼで覆う。もしくは3辺テーピング法を行う。
一部抜去時の対応	●ドレーンをクランプする	●ドレーンをクランプしない

腹腔ドレーン

■出血によるショックの所見、SIRSの徴候を見逃さない

腹腔ドレーンは、診断や治療目的で腹腔内の液体を採取・除去するために留置される。抜去前の排液が多量（または血性）であった場合、体液貯留に伴って生じる腹部膨満に注意する。

排膿目的で挿入されていた場合、感染徴候が増強する可能性があるため、SIRSの徴候を見逃さないことが重要となる。

一部が抜けてしまった場合、ドレーンの先端位置が変わって排液の性状や量が変化する可能性が高いため、排液状況を医師に報告することが大切となる。

ドレーン抜去時に血管や腸管を損傷する可能性があるため、「排液に出血や腸液が混入していないか」観察する。出血量によってはショックをきたす可能性もあるため、血圧低下、頻脈の出現に特に注意する。

文献
1）東京大学医学部附属病院看護部監修：ナーシング・スキル日本版. https://nursingskills.jp/ ［2016年4月5日アクセス］.
2）小松由佳：トラブル発生!?胸腔ドレナージ，月刊ナーシング2012；32（6）：58-67.
3）小松由佳：トラブル発生!?腹腔ドレナージ，月刊ナーシング2012；32（6）：68-72.
4）高津咲恵子，長谷公洋：トラブル発生!?脳室ドレナージ．月刊ナーシング2012；32（6）：74-82.
5）葛西陽子：胸腔ドレーンとっさのトラブル対応（Q17〜20）．エキスパートナース2015；31（2）：48-51.
6）山勢博彰編：クリティカルケアアドバンス看護実践，南江堂，東京，2013：165-173, 176-185, 187-196.

Part 2

わかる！徴候・状態別 急変時対応

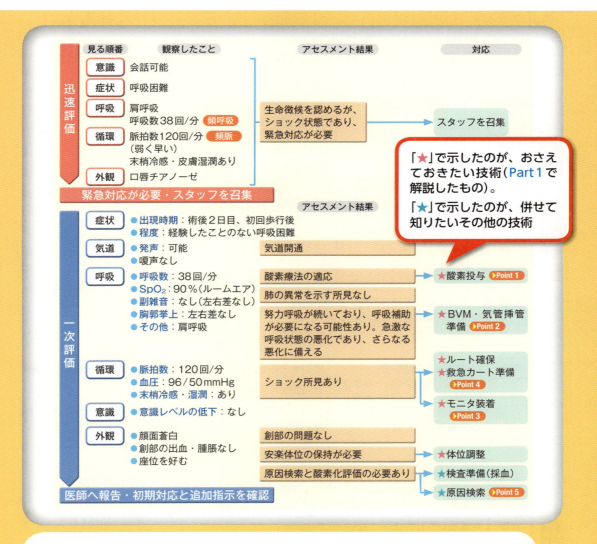

「初期対応で行う処置はわかるけれど、実際に、どんな順番で、どう動いたらいいかわからない…」そんな悩みをもつ方も多いことでしょう。そんなときこそ「チャート ▶v頁 」を活用！　このながれで対応すれば、漏れなく、無駄なく、自信をもって対応できます。**Part 2** では、病棟で起こりがちな急変場面をピックアップ。場面ごとに「チャートに沿ってどう対応するか」を示したうえで、アセスメントと対応の流れを解説します。

1 「徴候・症状」からみる急変時対応

術後の初回歩行後に呼吸困難が発生

濱本実也

症例

術後、初回のリハビリテーション（200m歩行）の後、「急に息が苦しくなった」とナースコールあり。

ベッドに座り肩呼吸をしており、頻呼吸であった。

皮膚は冷たく湿っており、脈拍数は120回/分。口唇にチアノーゼを認めた。

見る順番		観察したこと	アセスメント結果	対応
迅速評価	意識	会話可能		
	症状	呼吸困難		
	呼吸	肩呼吸 呼吸数38回/分 **頻呼吸**	生命徴候を認めるが、ショック状態であり、緊急対応が必要	スタッフを召集
	循環	脈拍数120回/分 **頻脈** （弱く早い） 末梢冷感・皮膚湿潤あり		
	外観	口唇チアノーゼ		

緊急対応が必要・スタッフを召集

			アセスメント結果	初期対応
一次評価	症状	●出現時期：術後2日目、初回歩行後 ●程度：経験したことのない呼吸困難		
	気道	●発声：可能 ●嗄声なし	気道開通	
	呼吸	●呼吸数：38回/分 ●SpO$_2$：90％（ルームエア） ●副雑音：なし（左右差なし） ●胸郭挙上：左右差なし ●その他：肩呼吸	酸素療法の適応	★酸素投与 **▶Point 1**
			肺の異常を示す所見なし	
			努力呼吸が続いており、呼吸補助が必要になる可能性あり。急激な呼吸状態の悪化であり、さらなる悪化に備える	★BVM・気管挿管準備 **▶Point 2**
	循環	●脈拍数：120回/分 ●血圧：96/50mmHg ●末梢冷感・湿潤：あり	ショック所見あり	★ルート確保 ★救急カート準備 **▶Point 4**
	意識	●意識レベルの低下：なし		★モニタ装着 **▶Point 3**
	外観	●顔面蒼白 ●創部の出血・腫脹なし ●座位を好む	創部の問題なし	
			安楽体位の保持が必要	★体位調整
			原因検索と酸素化評価の必要あり	★検査準備（採血） ★原因検索 **▶Point 5**

医師へ報告・初期対応と追加指示を確認

- ●DVT/PTE
- ●術後 ●初回歩行

★酸素投与　▶Point 1

　呼吸状態から、呼吸器系に何らかの問題が発生したことが予測される。SpO_2 90％から予測されるPaO_2は60Torrであり、酸素療法の適応である。フィジカルアセスメントにより詳細な呼吸状態の観察を行うが、並行して低酸素血症へ対応する。

　鼻カニューレや酸素マスクで酸素投与を開始し、SpO_2を評価しながら酸素の流量を調整する。

　ただし、患者は急激な呼吸状態の悪化と低酸素を呈しており、同時に高濃度酸素を投与できるデバイス（リザーバーマスクなど）を準備する。

★BVM・気管挿管準備　▶Point 2

　呼吸回数が25回/分を超えた場合は、吸気・呼気時間が短縮し努力呼吸となる。

　患者は38回/分と頻呼吸状態であり、呼吸による疲労が予測される。呼吸困難の緩和と呼吸状態の悪化に対応できるよう、補助呼吸（BVMなど）と気管挿管の準備を行う。

　酸素療法で改善を認めなければ、挿管人工呼吸の適応となる。

★モニタ装着　▶Point 3

　呼吸と循環は相関しており、呼吸の異常は循環への負荷となる。また、低酸素血症では不整脈が誘発されるため、心電図のモニタリングを開始し不整脈を監視する。

★ルート確保　★救急カート準備　▶Point 4

　血圧低下に対し容量負荷や、ノルアドレナリン、ドパミン、ドブタミンなどを使用することがあるため、すみやかにルートを確保し、救急カートを準備する。

　また、気管挿管を行う場合には、鎮静薬や筋弛緩薬を使用することがある。

★原因検索　▶Point 5

1）症状

　症状よりDVT[*1]から起こるPTE[*2]が疑われる（90％以上の確率）。症状の把握は原因検索を行ううえで非常に重要である。

　特に、呼吸困難、胸痛、頻呼吸はPTEの主要症状であり、ほとんどの症例でこのいずれかの症状を認める。

2）フィジカルアセスメント

　頸静脈の怒張（肺血管抵抗の増加による右心不全徴候）、DVT合併所見では大腿静脈と大伏在静脈の圧痛などを認めることがある。

3）検査

　酸素化評価のため動脈血ガス分析を行う。

　また、他の疾患との鑑別診断のため、血液検査（Dダイマー）、12誘導心電図、胸部X線写真、心エコーなどの検査を行う。

ワンポイントレクチャー

　急性肺血栓塞栓症は、静脈や心臓内で形成された血栓が遊離し、肺血管が閉塞することによって生じる。

　未治療の症例では、死亡率は約30％と高いが、治療により2〜8％まで低下する[1]といわれている。つまり、早期発見と適切な対応が死亡率を改善させる「要」と言えよう。

文献
1）日本循環器学会，日本医学放射線学会，日本胸部外科学会，他：肺血栓塞栓症および深部静脈血栓症の診断、治療、予防に関するガイドライン（2009年改訂版）．http://www.j-circ.or.jp/guideline/pdf/JCS 2009_andoh_h.pdf [2016年4月5日アクセス].

＊1　DVT（deep vein thrombosis）：深部静脈血栓症　　＊2　PTE（pulmonary thromboembolism）：肺血栓塞栓症

1 「徴候・症状」からみる急変時対応

胸腔ドレーン挿入後、呼吸困難が出現

今川真理子

症例

胸水貯留のため、胸腔ドレーンを挿入し、低圧持続吸引－10cmH$_2$Oにて排液を開始した患者。

30分後、「咳と痰が出て息苦しい」と、咳込みながらのナースコールあり。

排液は1,500mL、皮膚は湿潤しており、脈拍数は118回/分であった。

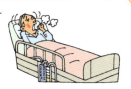

見る順番		観察したこと	アセスメント結果	対応
迅速評価	意識	会話可能	生命徴候を認めるが、ショック所見があり、緊急対応が必要	スタッフを召集
	症状	激しい咳、泡沫状の痰、呼吸困難		
	呼吸	呼吸数42回/分 **頻呼吸**		
	循環	脈拍数118回/分 末梢冷感・皮膚湿潤あり		
	外観	顔色不良		

緊急対応が必要・スタッフを召集

見る順番		観察したこと	アセスメント結果	初期対応
一次評価	症状	●出現時期：胸水排液開始後30分、1,500mL排液後 ●程度：激しい咳嗽とともに噴水状に淡血性の泡沫痰を排出	急速な排液によるトラブルの可能性あり	★低圧持続吸引の中止 ▶Point 1
	気道	●発声：可能 ●咳が激しいため話しにくい	気道閉塞あり。気道確保が必要	★気管挿管準備
			酸素療法適応	★酸素投与 ▶Point 2
	呼吸	●呼吸数：42回/分 ●SpO$_2$：88％（ルームエア） ●呼吸音：穿刺側肺野に断続性副雑音あり ●胸郭挙上：あり（左右差なし） ●その他：肩呼吸	胸腔穿刺側の気管支に液体が存在し、努力呼吸が継続。補助呼吸が必要	★気管挿管準備 ▶Point 3
			肺の状況評価が必要	★X線撮影準備
			酸素化の評価が必要	★検査準備（採血・血液ガス）
	循環	●脈拍：118回/分 ●血圧：132／86mmHg ●その他：末梢冷感・湿潤あり	プレショック状態。呼吸困難により血圧が上昇している可能性あり	★ルート確保 ★モニタ装着
	意識	●やや混濁		
	外観	●顔面蒼白、冷汗あり ●苦しくてじっとしていられない	呼吸困難により安静が困難な状態	★体位調整 ▶Point 4 ★安全確保 ▶Point 5

（Point 3 の対応）状態悪化に備えた準備

医師へ報告・初期対応と追加指示を確認

急変の原因とKeyword

● 再膨張性肺水腫

● 胸水　● 胸腔ドレナージ

★ 低圧持続吸引の中止 ▶Point 1

　低圧持続吸引開始30分後で1,500 mL排液された時点での発症であり、急速な排液による急速な再膨張[*1]が関与していると考えられる。

　持続吸引を中止し、水封のみ、あるいはクランプの準備をしておく。

★ 酸素投与 ▶Point 2

　SpO_2 88％なので、PaO_2 55 Torr程度と予測でき、酸素療法の適応となる。

　急激な低酸素状態となっているため、高濃度の酸素投与が可能なリザーバーマスクを準備する。

★ 状態悪化に備えた準備 ▶Point 3

　急激なSpO_2低下を認めたときは、急変に至る可能性の高い疾患と特徴的な所見の有無を確認し、短時間で心肺停止に至る危険性がないか探る。この患者はプレショック状態を呈しており、急変

に備えて必要物品の準備を行う。

　また、この患者は、急激に呼吸困難となり低酸素状態となっているため、酸素療法で酸素化が改善しなければ、人工呼吸が必要となる。多量の気道分泌物があると NPPV[*2]は禁忌となるため、適応外であればすぐに気管挿管となる。NPPVと気管挿管のどちらにも対応できるよう準備を進める。

★ 体位調整 ▶Point 4

　急激な低酸素状態と多量の痰（気道分泌物）によって呼吸困難が出現しており、さらに悪化する可能性もある。その場合、患者は、低酸素による意識の混濁と、不安と恐怖で混乱した状態となり、安静が困難となる可能性がある。

　心身の安静を保つため、早期に呼吸困難を軽減する対処を行う。また、そのつど説明し、安楽な体位がとれるよう、患者に聞きながら体位を整える。

★ 安全確保 ▶Point 5

　点滴やカテーテルの事故抜去の危険性が高まるため、患者の動きに対応できる人員確保や物品の位置調整を行う。

■ **急激なSpO_2低下を伴い急変に至る可能性の高い疾患と、特徴的な所見**

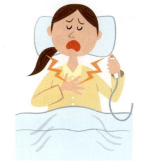

アナフィラキシー
呼吸困難（気道狭窄・閉塞）、喘鳴、嗄声、循環虚脱、意識障害、皮膚紅潮、皮膚膨疹、瘙痒感

気管支喘息重積
喘鳴、起坐呼吸、湿性咳嗽

心不全（肺水腫）
喘鳴、起坐呼吸、浮腫

気道閉塞（急性咽頭蓋炎も含む）
発声困難、吸気延長、チョークサイン

緊張性気胸
胸郭運動の低下、呼吸音の左右差、握雪感、脈圧の狭小化、頻脈、頸静脈怒張

肺血栓塞栓症
呼吸性に変動する痛み、頻呼吸、頻脈、安静解除後に症状が出現、血圧低下、チアノーゼ、失神発作

文献
1）神山淳子：胸腔ドレナージの際は、量・速度・吸引圧の指示を医師に確認しておく．ナーシング・トゥデイ 2012；27（3）：34.
2）栗原正利：救急疾患としての気胸．呼吸 2014；33（1）：40-44.

＊1　再膨張性肺水腫：大量胸水貯留や自然気胸、無気肺によって虚脱した肺が再膨張することにより、血管透過性亢進が生じて発生する肺水腫である。肺水腫が穿刺側のみに生じる場合と、両肺に起こる場合がある。危険因子は「3日以上の虚脱」「陰圧による急速な再膨張」「1,000 mLを超える排液量」などとされる。利尿薬や副腎皮質ステロイドの投与が行われる。

＊2　NPPV（noninvasive positive pressure ventilation）：非侵襲的陽圧換気

1 「徴候・症状」からみる急変時対応

急性喉頭蓋炎の患者が呼吸困難を訴えた

今川真理子

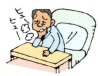

> **症 例**
>
> 発熱と嚥下時ののどの痛みを訴え、急性喉頭蓋炎で入院してきた患者。入院直後にナースコールがあり、訪室すると、低い声で「声がおかしい。息がしづらく、横になれない」と訴えた。
>
> 呼吸数は42回、脈拍数は120回/分であった。

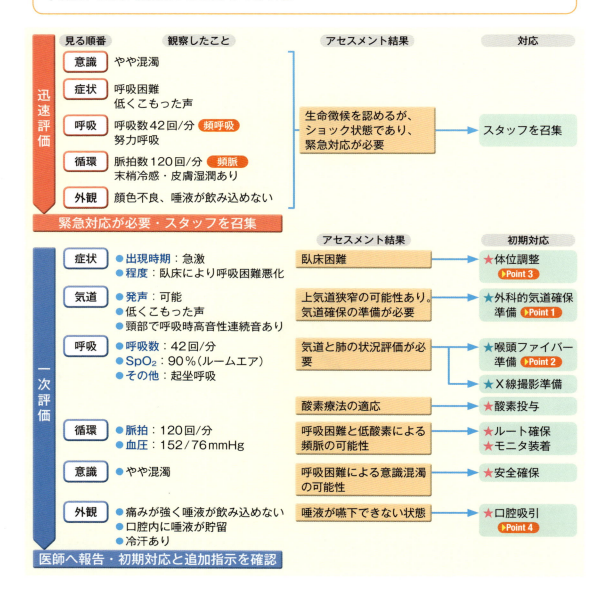

見る順番	観察したこと	アセスメント結果	対応
迅速評価			
意識	やや混濁		
症状	呼吸困難 低くこもった声	生命徴候を認めるが、ショック状態であり、緊急対応が必要	スタッフを召集
呼吸	呼吸数42回/分 **頻呼吸** 努力呼吸		
循環	脈拍数120回/分 **頻脈** 末梢冷感・皮膚湿潤あり		
外観	顔色不良、唾液が飲み込めない		

緊急対応が必要・スタッフを召集

見る順番	観察したこと	アセスメント結果	初期対応
一次評価			
症状	●出現時期：急激 ●程度：臥床により呼吸困難悪化	臥床困難	★体位調整 ▶Point 3
気道	●発声：可能 ●低くこもった声 ●頸部で呼吸時高音性連続音あり	上気道狭窄の可能性あり。気道確保の準備が必要	★外科的気道確保準備 ▶Point 1
呼吸	●呼吸数：42回/分 ●SpO$_2$：90％（ルームエア） ●その他：起坐呼吸	気道と肺の状況評価が必要	★喉頭ファイバー準備 ▶Point 2 ★X線撮影準備
		酸素療法の適応	★酸素投与
循環	●脈拍：120回/分 ●血圧：152/76mmHg	呼吸困難と低酸素による頻脈の可能性	★ルート確保 ★モニタ装着
意識	●やや混濁	呼吸困難による意識混濁の可能性	★安全確保
外観	●痛みが強く唾液が飲み込めない ●口腔内に唾液が貯留 ●冷汗あり	唾液が嚥下できない状態	★口腔吸引 ▶Point 4

医師へ報告・初期対応と追加指示を確認

急変の原因とKeyword

- 上気道狭窄
- 急性喉頭蓋炎

★外科的気道確保準備 ▶Point 1

頸部での吸気時高音性連続音はstridor（ストライダー）といわれ、上気道の狭窄を示す。この患者は起坐呼吸を示しており、緊急で気道確保が必要な状態である。

急性喉頭炎における気道確保の指標は、以下の3点である。

①起坐呼吸がある

②喉頭蓋腫脹が高度で披裂部腫脹がある

③症状出現から24時間以内に呼吸困難が生じている

急性喉頭蓋炎の場合、頸部の伸展困難や喉頭の刺激による腫脹の増強、また、急速な病状悪化の可能性があるため、気道が閉塞していない場合でも、気管挿管ではなく気管切開を選択する場合がある。

急激な進行が見られる場合は、緊急で輪状甲状靱帯切開・穿刺が行われる可能性があるため、早急に輪状甲状靱帯切開キットを準備する必要がある。

★喉頭ファイバー準備 ▶Point 2

気道が確保されている状況であれば、喉頭の状況判断のために、喉頭ファイバーが行われる。

★体位調整 ▶Point 3

急性喉頭蓋炎では、臥床により呼吸困難が悪化する場合がある。患者が呼吸しやすい体位を保つための調整を行う。

気道確保や喉頭ファイバーも、患者の呼吸しやすい体位で行うため、体位を保てるようにする。

★口腔吸引 ▶Point 4

患者は痛みで唾液を嚥下できない状況である。しかし「唾液がたまっているから」と、吸引によって咽頭を刺激すると、気道狭窄を悪化させる可能性がある。

唾液を自力で口から出せる場合は排出を促す。唾液を口から自力では出せない場合でも、口腔前面への吸引でとどめる必要がある。

ワンポイントレクチャー 副雑音：stridor（ストライダー）とwheeze（ウィーズ）

stridorは、頸部や頬部で強く聴取される高音性の連続音で、吸気時に限って聴取される。気道幅が5mm以下であることを示しており、上気道の強度狭窄を示している。

一方、wheezeは、胸部で呼気時に聴取される高音性の連続音で、下気道の狭窄を示している。

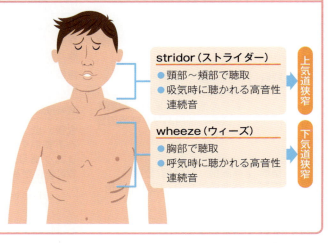

stridor（ストライダー）
- 頸部～頬部で聴取
- 吸気時に聴かれる高音性連続音
→ 上気道狭窄

wheeze（ウィーズ）
- 胸部で聴取
- 呼気時に聴かれる高音性連続音
→ 下気道狭窄

文献
1）水大介：喉が痛い！〜風邪？ 実は…〜．エマージェンシー・ケア2014；27（9）：72-77.
2）野々山宏，有元真理子，稲川俊太郎，他：成人における急性喉頭蓋炎の検討．日耳鼻会報2014；117（3）：191-195.

1 「徴候・症状」からみる急変時対応

低カリウム血症の患者が呼吸困難を訴えた

山口真由美

症例

上肢のしびれと下肢脱力のため受診した患者。入院前から下痢が長期間続いているという。

低カリウム血症(カリウム2.3mEq/L)が見られたため、入院となった。

入院後、歩行困難となり、呼吸困難感を訴えた。

見る順番	観察したこと	アセスメント結果	対応
迅速評価 意識	会話可能		
症状	両上肢のしびれ感と麻痺 両下肢脱力、歩行困難 呼吸困難	生命徴候を認め、ショック徴候もない。ただし、頻呼吸があるため、迅速な対応が必要	スタッフを召集
呼吸	呼吸数32回/分 **頻呼吸** 軽度喘鳴あり 咳嗽・排痰困難		
循環	橈骨動脈触知可能(リズム整)		
外観	軽度発汗あり 四肢冷感やチアノーゼなし		

迅速な対応が必要・スタッフを召集

見る順番	観察したこと	アセスメント結果	初期対応
一次評価 症状	●出現時期:入院後 ●程度:歩けないほどの下肢脱力と呼吸困難	低カリウムによる四肢の運動障害が出現。呼吸困難感も、カリウム異常が原因かもしれない	★検査準備(採血、血液ガス) **▶Point 1**
気道	●発声:可能 ●嗄声なし、咳嗽・排痰困難	咳嗽・排痰困難があることから、今後、気道確保が困難となる可能性が高い	★NPPV・気管挿管準備 **▶Point 3**
呼吸	●呼吸数:32回/分 ●SpO₂:92%(ルームエア) ●その他:喘鳴あり、胸鎖乳突筋の使用あり、呼吸困難あり	呼吸補助筋の使用を要する努力様呼吸 酸素療法の適応	★酸素投与 **▶Point 2**
循環	●脈拍:102回/分(整) ●血圧:189/100mmHg	今後、低カリウム血症による不整脈の出現・心筋障害リスクあり。循環不全に至る可能性が高い	★モニタ装着 **▶Point 4** ★ルート確保 **▶Point 5** ★薬剤投与準備
意識	●清明		
外観	●軽度発汗(全身性) ●四肢冷感・チアノーゼなし	交感神経刺激による血圧上昇と軽度発汗あり	

医師へ報告・初期対応と追加指示を確認

急変の原因とKeyword
- 低カリウム血症の進行
- 長期間の下痢

★検査準備（採血、血液ガス） ▶Point 1

　主訴が「上下肢の運動障害」で、低カリウム血症であることから、低カリウム性のミオパチー[*1]を疑う必要がある。低カリウムの程度と呼吸状態を評価するため、採血・動脈血ガス分析を実施する。低カリウム性ミオパチーの場合には、血清CK[*2]値の上昇（基準値の2～10倍程度）、血清カリウム値の下降（1.5mEq/L程度）が見られる。

　低カリウム性ミオパチーの原因は、アルコール、長期下痢・嘔吐、利尿薬、アルドステロン症、バセドウ病などであるため、飲酒歴や既往歴も把握する。

　筋検査（筋生検や筋電図検査）を行うこともあるが、大量飲酒歴や臨床所見・血液検査で診断できれば必須ではない。しかし、他疾患との鑑別が困難な場合には有用である。

★酸素投与 ▶Point 2

　SpO$_2$値や動脈血ガス分析結果を見ながら酸素投与を開始しておく。

★NPPV・気管挿管準備 ▶Point 3

　発症時には発声可能でも、呼吸筋障害に伴って呼吸停止・気道閉塞に至る可能性があるため、早急に気道確保・陽圧換気ができるよう準備する。薬剤投与によってカリウムが補正されれば回復過程をたどるため、自発呼吸が安定しているならばNPPV[*3]から開始する。

　喀痰出困難や不動から、無気肺・肺炎を発症するリスクも高いため、適宜、吸引・体位管理も必要である。

★モニタ装着 ▶Point 4

　低カリウム血症が高度になると、重症不整脈や心筋運動障害から心停止のリスクが高くなる。また、状況改善のためにはカリウム大量投与が必要となるため、必ずモニタ心電図での監視を行い、集中管理を行うべきである。

★ルート確保 ▶Point 5

　血清カリウム値が2.2mEq/L以下となると筋壊死が起こるため、ミオグロビン尿を生じることがある。急性腎不全の予防のため、大量補液を要することもある。

ワンポイントレクチャー　ミオグロビン尿

　ミオグロビンとは、筋肉中に含まれるタンパク質の一種で、血中の酸素を筋組織に運ぶ「筋中ヘモグロビン」と呼ばれる物質である。

　何らかの原因によって筋組織が破壊されると、ミオグロビンが尿中に排出され、肉眼的に茶褐色の尿（コーラ様とも表現される）として見られるようになる。

　ミオグロビン尿は、多発外傷、悪性症候群、急性心筋梗塞・狭心症、骨格筋疾患（筋ジストロフィー、重症筋無力症、ミオパチーなど）が原因となって生じる。

　なお、ミオグロビンにより尿細管が閉塞されると、腎障害・腎不全に移行する可能性がある。

文献
1）Metheny NA編，今本喜久子，安田斎監訳：看護のための体液・電解質・輸液管理．メディカ出版，大阪，2008：72-87．
2）門屋一成，埜中征哉：飲酒と筋疾患．診断と治療2010；98（12）：1993-1997．
3）石井智子，落合陽治，片山浩，他：上行性筋麻痺をきたしたアルコール性低カリウム性ミオパチーの1例．ICUとCCU1990；14（10）：979-983．

＊1　ミオパチー：骨格筋障害
＊2　CK（creatin kinase）：クレアチンキナーゼ
＊3　NPPV（noninvasive positive pressure ventilation）：非侵襲的陽圧換気

夜間、息苦しさを訴え、横になれない

枡田ゆかり

症例

慢性心不全で外来通院中の患者。下肢浮腫・労作時呼吸困難を訴えて緊急入院となり、点滴、酸素療法（鼻カニューレで4L/分）、安静療法を実施していた。夜間「息が、苦しくて、横に、なれない」とナースコール。訪室すると、ベッド上で起きあがっており、頻呼吸で、喘鳴と会話時の息切れがある。脈拍は120回/分整脈。皮膚は冷たく、チアノーゼ、冷汗がみられた。

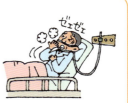

	見る順番	観察したこと	アセスメント結果	対応
迅速評価	意識	会話可能	生命徴候を認めるが、ショック状態であり、緊急対応が必要	スタッフを召集
	症状	呼吸困難		
	呼吸	呼吸回数36回/分 **頻呼吸**　喘鳴		
	循環	脈拍数120回/分整脈 **頻脈**　末梢冷感・冷汗あり		
	外観	口唇・爪床チアノーゼ　網状チアノーゼ		

緊急対応が必要・スタッフを召集

	見る順番	観察したこと	アセスメント結果	初期対応
一次評価	症状	●出現時期：入院当日の夜間　●程度：横になれないほどの呼吸困難		
	気道	●発声：可能　●上気道狭窄音なし	気道開通	
	呼吸	●呼吸数：36回/分、頻呼吸　●呼吸音：喘鳴・水泡音あり　●SpO₂：88％（酸素投与下）　●その他：起坐呼吸、湿性咳嗽あり	心不全悪化による肺水腫からの喘鳴あり。酸素増量の適応。急激な呼吸状態悪化に備える	★酸素マスク準備（酸素増量）▶Point 1　★BVM・NPPV・気管挿管準備 ▶Point 2
	循環	●脈拍数：120回/分（整）　●血圧：90/56mmHg　●その他：末梢冷感・冷汗・チアノーゼあり、尿量200mL/8時間	ショック所見あり	★ルートの確認・整理 ▶Point 3　★モニタリング ▶Point 4　★膀胱留置カテーテルの挿入準備 ▶Point 5
	意識	●レベル低下なし	安楽体位の保持が必要	★体位調整 ▶Point 6
	外観	●苦痛様表情　●起坐位	原因検索と循環維持、呼吸状態の改善が必要	★検査準備（採血・血液ガス）

医師へ報告・初期対応と追加指示を確認

SpO_2

急変の原因とKeyword

- 慢性心不全の増悪
- 発作性夜間呼吸困難

★酸素マスク準備（酸素増量） ▶Point 1

PaO_2・SpO_2低下は心筋虚血や心不全を増悪させる。この患者は、酸素投与下でSpO_2 88％であり、酸素の増量が必要である。高濃度酸素を投与できるリザーバーマスクやネーザルハイフローなどを準備する。

★BVM・NPPV・気管挿管準備 ▶Point 2

喘鳴・水泡音が聴取されており、PEEPによる酸素化改善が必要と考えられる。また、頻呼吸による呼吸筋疲労から呼吸状態が悪化し、補助呼吸を要することも予測される。そのため、NPPV[*1]、用手換気（BVM[*2]やジャクソンリース）、気管挿管・人工呼吸管理の準備をする。

末梢冷感とチアノーゼがあることから循環不全が考えられる。循環不全の場合、手指で測定したSpO_2の信頼度は低い（SaO_2を反映しやすいのは耳朵・側額部⇒手⇒足の順）ため、耳朵・側額部でのSpO_2、血ガス（PaO_2・SaO_2）を合わせて評価する。

★ルートの確認・整理 ▶Point 3

1）点滴ルート

点滴ルートは、持続注射用とワンショット用に整理し、迅速に薬物治療ができるよう管理する。

心不全では、うっ血改善に有効なループ利尿薬（フロセミド）が最もよく使用される。この場合、血圧低下、電解質異常に注意する。

また、血管拡張薬を併用することも多く、さらなる血圧低下に注意する。

2）ライン管理

高流量で酸素投与をする場合、流速によって酸素ルートの接続が外れやすくなる。酸素供給が中断し低酸素を助長しないよう、酸素ルートの接続を確認する。

患者には冷汗が見られるため、ラインの固定が剥がれやすく、誤抜去が起こる危険がある。ラインの固定を確認し、体動時や検査・処置時にラインが誤抜去されないよう、補強の工夫が必要である。

★モニタリング ▶Point 4

心電図波形（不整脈出現の有無）、SpO_2や血圧の変動がないかモニタリングする。

モニタのシールも冷汗で剥がれやすいため、継続的なモニタリングのために確認が必要である。

★膀胱留置カテーテルの挿入準備 ▶Point 5

膀胱留置カテーテルは、排尿動作の負荷をなくし、尿量管理を行うために挿入する。

★体位調整 ▶Point 6

慢性心不全患者が、夜間に突然の呼吸困難を生じることを発作性夜間呼吸困難という。心機能低下を代償できないため、横になると苦痛が強く、上半身を起こすほうが安楽なのである。

起坐位は、下肢を下げて血液を下肢静脈にプールし、心臓への静脈還流を減少させて心負荷（前負荷）を軽減する体位であるが、体位が崩れないようポジショニングすることが大切である。

呼吸困難が増強しているとき、患者は身の置き場がないように体動が激しくなることがあるため、ベッドからの転落に注意する。

■起坐位の効果

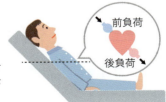

前負荷

後負荷

心臓より下肢が下がると、前負荷が軽減される

文献
1）斎藤宣彦：ナースのための循環器レクチュア第3版. 文光堂，東京，1998：32-35.

＊1 NPPV（noninvasive positive pressure ventilation）：非侵襲的陽圧換気 ＊2 BVM（bag valve mask）：バッグバルブマスク

手術目的で入院した患者が、異常な呼吸をしている

山口真由美

症例

糖尿病既往があり、2日後に消化管手術を予定している患者が、全身倦怠感、呼吸困難を訴えた。

深くて大きく速い呼吸をしており、ぼんやりしている。入院前から倦怠感・微熱があったと話している。

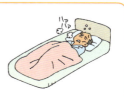

	見る順番	観察したこと	アセスメント結果	対応
迅速評価	意識	簡単な受け答えは可能 ぼんやりしている	生命徴候を認め、ショック徴候もない。ただし、意識レベル低下があるため、緊急対応が必要	スタッフを召集
	症状	倦怠感、呼吸困難感、口渇		
	呼吸	深大性、呼吸数 20回/分		
	循環	橈骨動脈触知可能 脈拍数 120回/分（整）**頻脈**		
	外観	甘い口臭あり		

緊急対応が必要・スタッフを召集

			アセスメント結果	初期対応
一次評価	症状	●出現時期：入院当日 ●程度：起き上がれないほどの倦怠感、呼吸困難	口渇、多飲・多尿から、血糖上昇に伴う高浸透圧利尿と脱水の可能性あり	★検査準備（血液ガス、血糖、尿定性）▶Point 1
	気道	●発声：可能	気道開通	
	呼吸	●呼吸数：20回/分、深大性の呼吸 ●SpO₂：96％（ルームエア） ●副雑音：なし	深大性の呼吸・アセトン臭から糖尿病による代謝異常の可能性が高い。症状進行による呼吸停止やショック移行の可能性あり	★酸素投与・気管挿管準備 ▶Point 2
	循環	●脈拍数：120回/分（整） ●血圧：102/76mmHg ●その他：皮膚の湿潤・冷感なし	循環は保たれているが、頻脈で血圧も低め。多飲多尿・口渇から血管内脱水の可能性あり	★モニタ装着 ★ルート確保（大量補液）▶Point 3
	意識	●簡単な受け答えは可能 ●ぼんやりしている	状況悪化に伴う意識レベル低下が起こる可能性あり	★意識レベルの観察と評価 ▶Point 4
	外観	●チアノーゼや四肢冷感、皮膚蒼白なし ●アセトン臭あり	血糖コントロール不良が疑われる。既往歴の把握と血糖降下薬・インスリンの使用歴を把握する必要あり	★血糖コントロール ▶Point 5 ★既往歴・内服歴の把握

医師へ報告・初期対応と追加指示を確認

- 糖尿病性ケトアシドーシス
- 術前血糖コントロール不十分

★検査準備（血液ガス・血糖・尿定性）　▶Point 1

高血糖性の意識障害は、DKA（糖尿病性ケトアシドーシス）[*1]とHHS（高浸透圧高血糖昏睡）[*2]の2種類である。原因鑑別のため動脈血ガス分析・尿定性検査を行う。

ちなみに、HHSの場合には、クスマウル呼吸やアセトン臭がなく、尿ケトン体は正常（または軽度）で、アシドーシスを伴わないのが特徴である。

★酸素投与・気管挿管準備　▶Point 2

本症例で見られる深大性呼吸は、クスマウル呼吸と呼ばれ、高血糖性アシドーシスに対する呼吸性代償である。

糖代謝異常時は、脂肪がエネルギーとして用いられる。その際、代謝産物としてケトン体が生じる。アセトン臭と呼ばれる甘い口臭は、ケトン体に含まれるアセトン酢酸が、呼気中に排出されると現れる。

症状進行によるSpO$_2$低下や意識障害があれば、酸素投与、気管挿管準備を行う。

■クスマウル呼吸

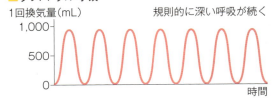

1回換気量（mL）　　　　規則的に深い呼吸が続く

★モニタ装着　★ルート確保（大量補液）　▶Point 3

高血糖性の意識障害がある場合、一般に3〜4L程度の脱水が予測される。そのため、モニタ下で大量補液（脱水補正・血糖希釈目的）を開始する。

補液は、生理食塩液0.5〜1L/時程度で開始し、徐々に流量を下げていく。その際、高齢者や心血管系の既往がある患者では、心不全・肺水腫・電解質異常のリスクがあるため注意する。

★意識レベルの観察と評価　▶Point 4

インスリン投与で血糖の急下降が生じると、低血糖や浸透圧低下による脳浮腫から意識障害が生じる可能性がある。

大量補液による電解質バランス変動も意識障害を引き起こすため、こまめに意識レベルを観察する。

★血糖コントロール　▶Point 5

代謝性アシドーシスは、高血糖が是正されない限り進行する。そのため、大量補液と同時にインスリン投与も行う。

頻繁に血糖チェック・流量変更を行い、低血糖を予防していく。

大量補液やインスリン投与による低カリウム血症予防のため、血糖値400mL/dL未満となった段階で3号液などブドウ糖・カリウムを含む輸液への変更を考慮する。

文献
1）本村和久：「風邪をひいたので風邪薬がほしい」と訴えていた患者さん。じつは糖尿病性ケトアシドーシス（DKA）だった！. エキスパートナース 2012；28（6）：98-104.
2）中村道明：代謝異常のある患者─呼吸パターンの障害─. 呼吸器ケア 2008；6（3）：12-18.

＊1　DKA（diabetic ketoacidosis）：糖尿病性ケトアシドーシス
＊2　HHS（hyperosmolar hyperglycemic syndrome）：高浸透圧高血糖昏睡

1 「徴候・症状」からみる急変時対応

呼吸困難で酸素投与後、SpO₂ が低下

今川真理子

症 例

肺気腫の既往がある患者。発熱と呼吸困難が出現したため、医師の指示で酸素投与（酸素マスクで1L/分）を開始。しかし、呼吸困難は改善せず、SpO₂ が92％から86％に低下したため、酸素投与量を上げて5L/分・50％投与となった。1時間後、SpO₂ は95％へ改善したが、頭痛と振戦が出現し、うとうとし始めた。

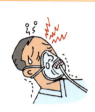

見る順番		観察したこと	アセスメント結果	対応
迅速評価	意識	傾眠傾向	生命徴候を認め、ショック徴候もない。ただし、徐呼吸があるため、緊急対応が必要	スタッフを召集
	症状	呼吸困難 頭痛 振戦		
	呼吸	呼吸数7回/分 徐呼吸 SpO₂ 95％		
	循環	脈拍数98回/分		
	外観	発汗あり		

緊急対応が必要・スタッフを召集

見る順番		観察したこと	アセスメント結果	初期対応
一次評価	症状	●出現時期：酸素投与（量・濃度）増加後 ●程度：徐々に意識レベルが悪化	血中の酸素・二酸化炭素の評価	★CO₂ モニタリング準備（CO₂ センサ、血液ガス） ▶Point 1
	気道	●発声：可能	気道の閉塞なし	
	呼吸	●呼吸数：7回/分 規則的 ●SpO₂：95％（酸素投与下） ●呼吸音：減弱なし、両肺に断続性副雑音あり ●胸郭挙上：左右差なし	徐呼吸となっており、呼吸中枢による呼吸抑制の可能性がある。呼吸停止の可能性もある	★気管挿管・人工呼吸器準備 ▶Point 2
	循環	●脈拍数：98回/分 ●血圧：160/90mmHg	血圧高値・頭痛・振戦・傾眠傾向・発汗が、発熱と血中二酸化炭素濃度の上昇が原因である可能性	★ルート確保 ★モニタ装着
	意識	●傾眠傾向		
	外観	●全身の発汗が著明 ●頭痛・四肢の振戦あり ●体温38.5℃		

医師へ報告・初期対応と追加指示を確認

- CO_2ナルコーシス
- 肺気腫 ●酸素投与

★CO_2モニタリング準備（CO_2センサ・血液ガス）

Point 1

SpO_2 95％であることからPaO_2約80mmHgと推測でき、肺気腫のある患者にとって十分な血中の酸素量は確保できていると考えられる。

しかし、COPD患者は、高い二酸化炭素分圧状態が続くことにより、酸素分圧に応じて呼吸がコントロールされている。そこに高濃度酸素が投与されると、呼吸中枢が「酸素が充足した」と認識し、呼吸を弱めてしまう。この患者も徐呼吸となっており、二酸化炭素濃度が上昇している可能性がある。

そして、頭痛・振戦・意識レベル低下・高血圧などCO_2ナルコーシスで見られる症状が出現していることから、血液ガスで$PaCO_2$、pH、電解質などを確認する必要がある。

非挿管用のCO_2センサがあれば装着し、継続した呼気CO_2モニタリングを行う。

★気管挿管・人工呼吸器準備

Point 2

肺気腫のある患者は「低酸素・高二酸化炭素状態」に慣れている。しかし、発熱や呼吸困難は、呼吸器感染症の症状である可能性があり、普段よりも低酸素・高二酸化炭素が亢進したことで呼吸状態が悪化しているとも考えられる。

COPD[*1]の急性増悪時にはNPPV[*2]が適応となる。高度な意識障害の患者は、一般的には適応外であるが、COPDに伴うⅡ型呼吸不全やCO_2ナルコーシスによる意識障害の場合には使用可能であり、成功率も高い。

ただし、同期しない場合や、呼吸抑制が強く、呼吸停止あるいは意識消失となる状況が迫っていれば、気管挿管による人工呼吸管理を検討する。呼吸器感染症によって気管分泌物が多い場合もNPPVの適応外となるため、気管挿管となる。

人工呼吸開始後の急激な血中二酸化炭素低下は、低血圧を引き起こす可能性があるため、頻繁な血圧の監視、CO_2センサによる連続した呼気CO_2モニタリングあるいは血液ガスによる$PaCO_2$モニタリングを行う。

ワンポイントレクチャー 「高流量」で投与できる酸素マスク

CO_2ナルコーシスは、①重症呼吸性アシドーシスの存在、②意識障害、③自発呼吸の減弱という3つの条件を満たす症候群。COPD患者への高濃度・流量の酸素投与時に生じやすい。

通常のマスクは、二酸化炭素の再吸入を防ぐために、5L/分以上の酸素流量が必要となり、COPD患者への酸素投与には適さない。

最近では、二酸化炭素再吸入を軽減し、低流量から高流量まで対応でき、装着感が軽く圧迫感も少ない酸素マスク（オキシマスク™）が使用されるようになってきている。

急変時には、COPD患者にも十分な酸素投与が必要な場合がある。その場合は、呼吸数をしっかり観察してほしい。

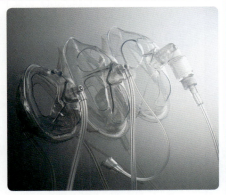

オキシマスク™シリーズ
（コヴィディエン ジャパン）

文献
1）神山淳子：胸腔ドレナージの際は、量・速度・吸引圧の指示を医師に確認しておく. ナーシング・トゥデイ2012；27（3）：34.
2）栗原正利：救急疾患としての気胸. 呼吸2014；33（1）：40-44.

＊1 COPD（chronic obstructive pulmonary disease）：慢性閉塞性肺疾患
＊2 NPPV（noninvasive positive pressure ventilation）：非侵襲的陽圧換気

1 「徴候・症状」からみる急変時対応

経管栄養を投与したら、SpO₂が低下

今川真理子

症 例

JCS 30の患者。

気泡音を確認し、経鼻胃管より経腸栄養剤（250 mLを2時間で）の注入を開始した。

注入終了10分後に、SpO₂が98％から90％へ低下した。

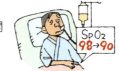

	見る順番	観察したこと	アセスメント結果	対応
迅速評価	意識	JCS 30	生命徴候を認めるが、呼吸に問題があり、緊急対応が必要	スタッフを召集
	症状	SpO₂ 98％から90％へ低下		
	呼吸	呼吸数 30回/分　**頻呼吸**　喘鳴あり		
	循環	脈拍数 88回/分		
	外観	顔面やや蒼白		

緊急対応が必要・スタッフを召集

	見る順番	観察したこと	アセスメント結果	初期対応
一次評価	症状	●出現時期：注入終了後10分 ●程度：急激なSpO₂の低下	気道開通と判断 酸素療法の適応	★酸素投与
	気道	●呼気あり ●喘鳴：あり	液体が気道を狭窄し、努力呼吸となっている可能性あり	★気管吸引　▶Point 1
	呼吸	●呼吸数：30回/分 ●SpO₂：90％（ルームエア） ●呼吸音：右肺野やや減弱、断続性副雑音あり ●その他：胸鎖乳突筋の緊張あり	肺野に異常所見あり。頻呼吸を呈していることから、肺の評価と酸素化の評価が必要	★胸部X線撮影、血液ガス検査の準備
	循環	●血圧：150/82 mmHg ●脈拍数：88回/分 ●その他：皮膚湿潤あり	誤嚥が疑われる。さらなる栄養剤の逆流による悪化の予防が必要	★体位調整　▶Point 2 ★経鼻胃管の吸引・開放　▶Point 3
	意識	●さらなる低下なし（JCS 30）		
	外観	●仰臥位で頭部20度挙上 ●体温37.5℃		

医師へ報告・初期対応と追加指示を確認

急変の原因とKeyword

● 誤嚥による低酸素

● チューブの位置確認不足

★気管吸引 ▶Point 1

　この患者は、栄養剤注入10分後に症状が発生していること、呼吸音聴取によって右肺野の断続性副雑音が聴取されていることから、誤嚥によるSpO₂低下が考えられる。

　成人で食後に右肺野の断続性副雑音が聴取された場合には、誤嚥によるものである可能性が高い。

　上気道に栄養剤が残っていそうな場合は吸引を行う。その際、吸引による咽頭刺激によって嘔吐を引き起こさないように行うこと、側臥位として嘔吐時に吐物を誤嚥しないように備えることが必要となる。

　吸引を行った際は、吸引物の性状の観察（栄養剤の性状と比較する）を行い、誤嚥の有無を確認する。

★体位調整 ▶Point 2

　再誤嚥を予防するためには、30〜45度の頭部挙上が必要である。

■ 体位ドレナージ（右中葉）

逆流を防止するため、頭側を下げない左側臥位とする

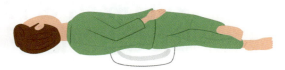

　ただし、右肺野の気管支の排痰を行うのであれば、胃内容物の逆流の可能性がないことを確認し、副雑音の聴取部位から中枢へ痰を移動させる体位ドレナージを行う必要がある。

★経鼻胃管の吸引・開放 ▶Point 3

　経鼻胃管からは、「注入」だけでなく「胃内容物の排出」も行える。

　何らかの原因によって胃内容物が逆流し、気管に流入したと考えられる場合は、胃内容物を排出させて再度気管へ流入することを防ぐために、胃内容物の吸引や胃管の開放を行い、何がどの程度胃内に存在するのかを確認する。栄養剤だけでなく空気を飲み込んで胃が拡張し、逆流している場合もあるためである。

ワンポイントレクチャー　経鼻胃管の「チューブ位置確認」の重要性

　経管栄養のために胃管を挿入した後は、誤挿入の有無を確認するために、❶胃液の吸引、❷気泡音の聴取、❸X線撮影を行う。上記3つを確認後、鼻腔入口の位置でチューブにマーキングを行っておき、注入開始時にずれがないかを確認する。

　ただし、気がつかない間に、咳嗽や曖気（おくび、げっぷ）、嘔吐などによって、チューブ位置が変化している可能性がある。そのため、毎回の栄養注入開始時、あるいは、定期的に上記❶❷を確認する必要がある。

　誤嚥のリスクが高い場合は、経鼻胃管ではなく、経鼻十二指腸チューブ挿入を医師とともに検討する。

1　「徴候・症状」からみる急変時対応

気管吸引を行ったら、SpO₂が低下

今川真理子

症 例

肺炎で入院中の患者。発熱と咳があり、粘稠な痰を少しずつ喀出していたが、痰の喀出が困難となったため、吸引を行った。

吸引直後「息が苦しい」と訴え、SpO_2が96％から86％へ低下した。意味不明の発語も見られた。

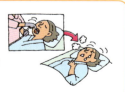

	見る順番	観察したこと	アセスメント結果	対応
迅速評価	意識	混乱		
	症状	SpO_2の急な低下	生命徴候を認めるが、呼吸に問題があり、緊急対応が必要	スタッフを召集
	呼吸	弱い発声　呼吸数32回/分　**頻呼吸**　努力呼吸		
	循環	脈拍数110回/分　末梢冷感・皮膚湿潤		
	外観	顔色不良		

緊急対応が必要・スタッフを召集

	見る順番	観察したこと	アセスメント結果	初期対応
一次評価	症状	●出現時期：吸引直後　●程度：SpO_2の急激な低下	気道開通しているが、換気量不足の可能性あり	★BVM・気管挿管準備 ▶Point 1
	気道	●発声：弱い	酸素療法の適応	★酸素投与
	呼吸	●呼吸数：32回/分　●SpO_2：86％（ルームエア）　●胸郭挙上：左減弱　●副雑音：全体に断続性副雑音　●呼吸音：左肺野減弱　●その他：努力呼吸	左肺野の換気低下あり。気道と肺野の確認と、原因検索が必要	★気管支鏡準備 ▶Point 2　★X線撮影準備
	循環	●脈拍数：110回/分　●血圧：162/78mmHg　●その他：末梢冷感・皮膚湿潤あり	酸素化悪化の可能性あり。評価と悪化予防が必要	★検査準備（採血・血液ガス）　★体位調整 ▶Point 3
			ショック徴候あり。急激な状態悪化に備える必要がある	★モニタ装着
	意識	●混乱		
	外観	●苦悶表情、発汗あり　●体温38.8℃		

医師へ報告・初期対応と追加指示を確認

急変の原因とKeyword

- 気管吸引による低酸素
- 換気血流比不均衡

★ BVM・気管挿管準備　▶Point 1

　この患者は、弱くても発声がある状態なので、気道は確保されている。しかし、左側の胸郭運動と呼吸音が減弱していることから、左気管支に換気できない状況が生じていると考えられる。

　必要な換気量が得られない場合には、BVM[*1]による補助呼吸を行いながら、気管挿管・人工呼吸の準備を行う。

★ 気管支鏡準備　▶Point 2

　吸引による換気障害の原因としては、①痰による気管の閉塞や肺胞虚脱による無気肺、②気管支攣縮による気道の狭窄、③咽頭刺激による嘔吐からの誤嚥などがある。

　この患者の場合、粘稠痰の存在と断続性副雑音から、痰の移動によって気管支の一部が閉塞している可能性が高いと考えられる。痰を取り除くため、医師が気管支鏡下で吸引を行えるよう準備しておく。

　なお、連続性副雑音が聴取される場合は、気管支攣縮の可能性が高い。気管支鏡の実施が気管支への刺激となる可能性もあるため、実施する場合は愛護的に短時間で行われる。

★ 体位調整　▶Point 3

　左肺の呼吸運動や呼吸音が低下しており、左肺に無気肺が生じている可能性が高い。

　右肺は、換気と血流が均等な状態と考えられるため、健側を下にした側臥位をとり、換気のある肺側への血流を保つことで、酸素化された血流を増やすようにする。

　また、できるだけ患者が安静を保持でき、SpO₂がより高値となる体位をとれるようにする。

■ 低酸素血症の原因

肺胞低換気	● 何らかの原因で換気が低下し、肺胞内や血液中で、酸素が低下・二酸化炭素が蓄積され、低酸素血症と高二酸化炭素血症をきたした状態 ● 原因：延髄の障害（特発性低換気症候群、出血、外傷、薬剤）、慢性的な呼吸障害、呼吸筋の障害（脊髄の疾患）、神経疾患（ギラン・バレー症候群）、神経筋接合部・筋肉の疾患（重症筋無力症、筋ジストロフィー）、肺・胸郭の異常、など
換気血流比不均衡（$\dot{V}/\dot{Q}$ミスマッチ）	● 換気量に見合った血流量が得られず、ガス交換が障害されて低酸素血症をきたした状態 ● 原因：肺塞栓、肺水腫、ARDSなど
拡散障害	● 肺胞上皮・間質・毛細血管内皮・血漿・赤血球膜のどこかが障害され、肺胞内の酸素と毛細血管を流れる血液の間で行われるガス交換が障害された状態 ● 原因：COPD、肺気腫、間質の障害（肺水腫、間質性肺炎）、ヘモグロビン減少（貧血）など
シャント	● ガス交換されていない静脈血が動脈に入ること。シャント血は肺胞でガス交換されないため、酸素吸入の効果がないため、シャント率が高いとPaO_2が上昇しにくい ● 原因：肺動静脈瘻、無気肺、先天性心疾患による右左シャントなど

ワンポイントレクチャー　喀痰の粘稠度と体液バランスの関係

　喀痰の粘稠度には、体液バランスが影響する。この患者にも発熱があり、体液バランスがマイナス（脱水傾向）となって粘稠度が増していた可能性がある。

　脱水傾向にある患者は、口腔・鼻腔も乾燥していることが多く、普段以上に喀痰の排出が困難になる。口腔の湿潤環境を整えることも、排痰を促す一助になる。

　室内や酸素の加湿にも、注意が必要である。

文献
1）日本呼吸療法医学会：気管吸引ガイドライン2013（成人で人工気道を有する患者のために）. 人工呼吸2013；30：75-91.

＊1　BVM（bag valve mask）：バッグバルブマスク

体位変換を行ったら、SpO₂が低下

福田昌子

症例

肺炎で入院中の患者。酸素吸入（酸素マスクで7L/分）でSpO₂ 90％台後半、適宜喀痰の吸引が必要な状態である。左側臥位に体位変換後、呼吸困難を訴えた。SpO₂は92％まで低下。呼吸数28回/分で、呼吸音は左が減弱していた。意識レベル清明、末梢冷感なし。冷汗を認めた。

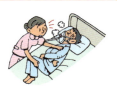

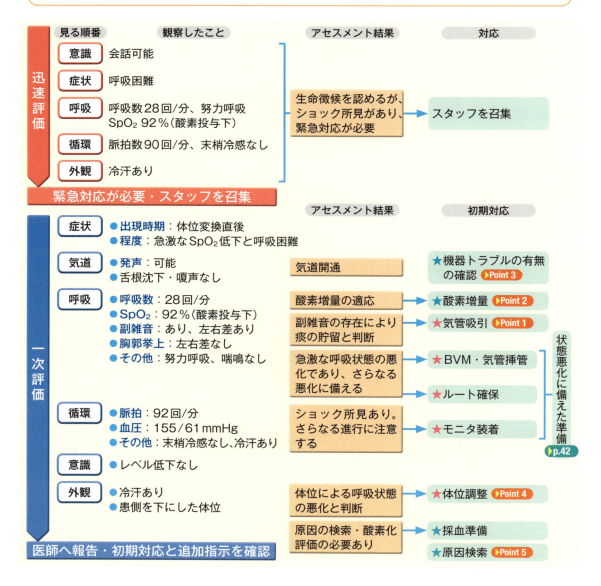

急変の原因とKeyword

- 体位変換による低酸素
- 換気血流比不均衡

★気管吸引 ▶Point 1

　この患者は、体位変換後、急激にSpO$_2$が低下しているため、気管支に存在していた異物（痰など）が中枢側に移動したことによる気道閉塞を疑い、まずは気道の開存を確認する。

　気道閉塞を疑ったら、吸引（誤飲が疑われる場合はハイムリック法）によって異物を除去する。この患者は、呼吸音から痰の貯留が認められるため、気管吸引を行う。ただし、吸引操作によって低酸素状態が悪化する危険が高いため、酸素増量・補助呼吸などによって低酸素状態を解除してから吸引を行う。

　同時に応援を呼び、気管挿管などの気道確保の準備を行う。また、心停止をきたす可能性が高いため、救急カートと除細動器（AED*¹）も準備する。

　人工呼吸器装着中の患者の場合は、チューブ類の屈曲・閉塞が起きていないかも確認する。

★酸素増量 ▶Point 2

　SpO$_2$が92％と普段より低下しているため、さらなるSpO$_2$低下を防ぐ必要がある。

　酸素投与器具に異常がないか確認するとともに、必要時は医師の指示に従い酸素を増量する。

　酸素を増量してもSpO$_2$＜90％（PaO$_2$＜60Torr）を維持できないときは、補助呼吸や人工呼吸の適応となるため、BVM*²や気管挿管・NPPV*³の準備も併せて行う。

★機器トラブルの有無の確認 ▶Point 3

　現在のSpO$_2$値が正しいかの判断も重要となる。

　患者の呼吸状態を判断するときは、患者の訴えや全身状態（呼吸数、呼吸パターン、血圧、脈拍、意識レベル、チアノーゼなど）も確認し、SpO$_2$の値と合致するか確認する。

■ SpO$_2$値に影響する主な要因

環境要因	● 光による影響（直射日光）
患者要因	● 全身状態（末梢循環不全、低体温、異常ヘモグロビン） ● 状況（マニキュアなど爪の状態、体動）
機器要因	● 機器の問題（接続部のゆるみ、コードの破損、感知部分の汚染） ● センサ装着方法の問題（発光部と受光部の位置）

★体位調整 ▶Point 4

　低酸素状態をきたした体位をすみやかに中止し、呼吸状態の改善を図る。

　無気肺が認められれば、患側を上にする体位を積極的に取り入れて無気肺の改善を図る。

　痰の貯留が認められれば、排痰につながるよう体位ドレナージを行う。

★原因検索 ▶Point 5

　この患者は、肺炎で呼吸音に左右差があるので、「喀痰の増加→排痰が不十分→無気肺形成→肺内シャント形成→酸素化悪化」の状態であったにもかかわらず、病側肺が下にくる体位をとったため、換気血流比不均衡が生じ、さらなる低酸素血症をきたしたと考えられる。

　医師到着後、低酸素血症の原因検索・酸素化の評価のために、採血やX線検査を実施することもあるため、準備を整えておく。

文献
1）野々上智：呼吸困難の評価と初期対応．レジデントノート2011；13（1）：61-65．
2）阿部祐子：肺炎で入院中の患者さん．酸素飽和度の急激な低下と呼吸音の左右差が出現した．エキスパートナース2014；30（14臨時増刊）：83-89．
3）落合慈之監修，石原照夫編：呼吸器疾患ビジュアルブック．学研メディカル秀潤社，東京，2011：22-25．
4）長谷川隆一：呼吸器系障害の治療・ケア．道又元裕，長谷川隆一，濱本実也，他編，クリティカルケア実践の根拠，照林社，東京，2012：36-75．

＊1　AED（automated external defibrillator）：自動体外式除細動器
＊2　BVM（bag valve mask）：バッグバルブマスク
＊3　NPPV（noninvasive positive pressure ventilation）：非侵襲的陽圧換気

1 「徴候・症状」からみる急変時対応

夕食後、患者が胸痛を訴えた

枡田ゆかり

症例

糖尿病と狭心症のある患者が、糖尿病で教育入院。夕食後に運動していたら胸痛が出現。ベッドに戻って安静にしたら胸痛は緩和したが、再度、胸痛が出現したためナースコール。
訪室すると、患者はベッドに横たわり、苦痛様表情で頻呼吸。皮膚は冷たく湿潤している。

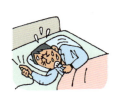

見る順番	観察したこと	アセスメント結果	対応

迅速評価

意識	会話可能
症状	胸痛
呼吸	呼吸数32回/分 **頻呼吸**
循環	脈拍数90回/分（整脈） 末梢冷感・冷汗あり
外観	苦痛様表情

生命徴候を認めるが、ショック所見があり、緊急対応が必要 → スタッフを召集

緊急対応が必要・スタッフを召集

		アセスメント結果	初期対応

一次評価

症状	● 出現時期：夕食後の運動時・安静時 ● 程度：がまんできないくらいの胸痛

不安定狭心症の症状あり → ★硝酸薬（ニトログリセリン舌下錠・スプレー）準備 ▶Point 4

気道	● 発声：可能 ● 上気道狭窄音なし

気道開通

呼吸	● 呼吸数：32回/分 ● SpO$_2$：97%（ルームエア）

SpO$_2$は保持されているが、頻呼吸であり、急激な呼吸状態悪化に備える → ★酸素投与準備 ▶Point 1

循環	● 脈拍数：90回/分（整） ● 血圧：138/76mmHg ● その他：末梢冷感・冷汗あり

脈拍・血圧は保持されているが、末梢冷感・冷汗があり、ショックの所見がある → ★ルート確保 ▶Point 2

→ ★モニタ心電図・12誘導心電図 ▶Point 3

意識	● レベルの低下なし

外観	● 苦痛様表情 ● 横たわっている

安楽体位の保持痛みの評価が必要 → ★胸痛の評価・観察（NRS） ▶Point 5

原因検索と循環維持、呼吸状態の改善が必要 → ★検査準備（血液ガス・採血） ▶Point 2

医師へ報告・初期対応と追加指示を確認

動負荷をきっかけに胸痛が生じていることから、不安定狭心症による胸痛が考えられ、モニタ心電図・12誘導心電図による心電図解析が必要である。

- ● 狭心症　　● 労作時の胸痛
- ● 新たな症状の出現

★酸素投与準備　▶Point 1

　現在、この患者のSpO₂はルームエアで97%であり、酸素化は保持されている。しかし、心筋虚血からの急激な呼吸状態悪化に備え、酸素療法の準備をしておく。

★ルート確保　★検査準備　▶Point 2

　脈拍・血圧は保たれているが、ショック症状（末梢冷感・冷汗）があるため、早急に輸液・薬剤投与ができるようルートを確保する。

　原因検索のため、指示された項目の採血をする。

★モニタ心電図・12誘導心電図　▶Point 3

　この患者には糖尿病と狭心症の既往がある。運

★硝酸薬準備（ニトログリセリン）　▶Point 4

　心電図解析後、硝酸薬（舌下・スプレー）を使用し、胸痛・異常心電図が改善することを確認する。

★胸痛の評価・観察　▶Point 5

　胸痛のとらえ方で重要なのは、「原因疾患が何か」と「緊急性・重症度が高く生命危機状態となるか」の判断である。緊急性・重症度の高い胸痛の特徴と治療・対処を下表に示すので、参考にされたい。

　痛みの評価では、胸痛の出現する時間やきっかけ、部位、持続時間、増減の有無を観察する。痛みの変化がわかるようNRS[*1]を使用し、痛みの増減や薬剤による緩和効果を評価する。

　NRSは「現在の痛みを、0〜10までの11段階でどの程度か」を評価する方法である。

■ 緊急性・重症度の高い胸痛の特徴と治療・対処

原因	特徴	治療・対処
虚血性心疾患（狭心症・心筋梗塞）	● 胸重感・胸苦感、締めつけられるような痛み 　● 狭心症の胸痛：持続時間は短く、ニトログリセリン舌下投与と安静で緩和 　● 心筋梗塞の胸痛：ニトログリセリンが無効で、安静にしても緩和しない ● 運動・食事・興奮・脱水などに誘発される ● 心原性ショック、不整脈、心不全を合併しやすい	● 狭心症の場合：心電図、酸素投与、ニトログリセリン舌下錠の与薬、心エコー、採血、冠動脈評価（心臓CT、心臓血管カテーテル）と病変に応じた治療 ● 心筋梗塞の場合：心電図、酸素投与、心エコー、採血、鎮痛薬と血管拡張薬の投与、緊急心臓血管カテーテル治療
解離性大動脈瘤、大動脈破裂・切迫破裂	● 高血圧とともに生じる突発的な強い胸痛 ● 疼痛は連続的・間欠的に生じ、大動脈の解離に伴って激痛が移動することがある ● ショック症状、心タンポナーデを合併しやすい	● 胸部・腹部CT、降圧薬による血圧コントロール（四肢で血圧を測定し、左右差を評価する）、鎮痛薬投与、酸素投与、外科的治療（人工血管置換術）
肺塞栓	● 突発的な胸痛。呼吸困難、頻脈を伴う ● 心外閉塞性ショック、低酸素血症を合併しやすい ● 安静臥床後の離床時（深部静脈血栓⇒肺塞栓）、CV・SGカテーテル挿入後合併症として生じやすい	● 酸素投与、必要時は気管挿管・人工呼吸管理、血栓溶解療法、必要時はPCPS、外科的治療（血栓除去術）
気胸	● 呼吸困難を伴う突発的な片側性疼痛。吸気時に増強 ● 激しい運動や咳嗽が誘因となる	● 胸部X線、胸腔穿刺・脱気、持続吸引、酸素投与
消化器系疾患	● 食道破裂、上部消化管穿孔、急性膵炎、など ● 嚥下痛や食事に関連する痛み ● 消化管穿孔では腹膜刺激症状がある	● 胸部・腹部CT、腹部エコー、内視鏡検査、外科的治療、ドレナージ、鎮痛薬投与、酸素投与

文献
1）高橋章子：胸痛．高橋章子編，救急患者の観察・アセスメント・対応，メディカ出版，大阪，1998：69-72．
2）斎藤宣彦：ナースのための循環器レクチュア第3版．文光堂，東京，1998．

＊1　NRS（numeric rating scale）：数字評定尺度

1 「徴候・症状」からみる急変時対応

中心静脈カテーテル挿入後、患者が胸痛を訴えた

今川真理子

症 例

右鎖骨下より、医師が中心静脈カテーテルを挿入した患者。
挿入後、衣服を整えているとき「胸が痛い」と訴えてベッドにうずくまってしまった。

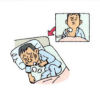

見る順番	観察したこと	アセスメント結果	対応
迅速評価			
意識	会話可能	生命徴候を認めるが、ショック所見があり、緊急対応が必要	スタッフを召集
症状	胸痛		
呼吸	呼吸数32回/分 **頻呼吸**		
循環	脈拍数100回/分 末梢冷感・皮膚湿潤あり		
外観	顔色不良 うずくまる		

緊急対応が必要・スタッフを召集

		アセスメント結果	初期対応
一次評価			
症状	●**出現時期**：中心静脈カテーテル挿入後 ●**程度**：前屈でうずくまるほどの胸痛		
気道	●**発声**：可能	気道開通	
呼吸	●**呼吸数**：32回/分 ●SpO_2：90％（ルームエア） ●**呼吸音**：右肺減弱 ●**その他**：右胸郭拡張、右胸郭打診鼓音、努力呼吸	酸素療法の適応	★酸素投与
		右胸郭内で肺実質の換気低下が生じ、胸腔内圧が上昇している可能性あり。胸腔内の評価と圧解除が必要	★X線撮影準備 ▶Point 1 ★胸腔穿刺・胸腔ドレナージ準備 ▶Point 2
循環	●**脈拍数**：100回/分 ●**血圧**：104/86mmHg ●**その他**：頸静脈の怒張あり、末梢冷感・皮膚湿潤あり	血圧は保たれているがプレショックと判断	★検査準備（採血・血液ガス） ★ルート確保 ★モニタ装着 ▶Point 3
意識	●混濁		
外観	●冷汗、苦悶		

医師へ報告・初期対応と追加指示を確認

- 緊張性気胸
- 中心静脈カテーテル挿入

★X線撮影準備 ▶Point 1

呼吸音の減弱や消失は、肺胞への換気が行われていない状況を示しており、無気肺や気胸が疑われる。

この患者は鎖骨下穿刺後であり、胸腔内圧上昇のサイン（胸郭の拡張、鼓音の確認、頸静脈の怒張など）が認められることから、肺損傷による緊張性気胸が生じている可能性が高い。

胸腔内の評価のためにX線検査を行う。呼吸状態が悪化した場合や、プレショックからショック状態へ移行した場合などは、X線画像の評価を行う前に減圧治療が行われる。

★胸腔穿刺・胸腔ドレナージ準備 ▶Point 2

胸膜が破綻した部位が一方向弁（チェックバルブ）となり、胸腔内に一方的に空気が流入して胸腔内圧が上昇し、肺外胸腔内の空気圧が大気圧より高くなると、緊張性気胸が発症する。呼吸困難などによる努力呼吸は、緊張性気胸を悪化させる。

胸腔内の減圧のため胸腔ドレナージを行う。胸腔ドレナージの準備が待てない場合には、18Gの静脈留置針と注射器を用いて胸腔穿刺を行い、胸

■緊張性気胸の病態

「胸腔内圧＞大気圧」となった状態＝緊張性気胸

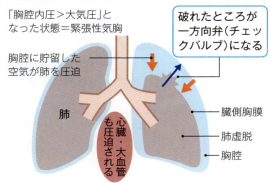

腔内の緊張を解除した後、胸腔ドレナージを行う。完了後、穿刺針は抜去する。

★ルート確保 ★モニタ装着 ▶Point 3

緊張性気胸では、肺外胸腔内圧の上昇により、静脈の圧迫による静脈還流障害や、縦隔の圧排による心臓の拡張障害が生じる。そのため、胸郭運動や呼吸音の左右差、皮下気腫、SpO_2低下、頻脈、血圧低下、脈圧の狭小化などが見られる。ただし、これらの症状がすべて出現するわけではなく、進行の速度もそれぞれである。

継続したバイタルサインの観察によってプレショックからショック状態への移行を見逃さないようにすること、必要な薬剤や輸液をすみやかに投与できるようルート確保を行うことが必要である。

ワンポイントレクチャー　胸腔内圧と循環の関係

胸腔内圧と循環は、強く影響し合っている。

中心静脈カテーテルは、頸部や鎖骨下から挿入されることが多いが、挿入時だけでなく、抜去時や抜去後にも注意が必要である。

中心静脈カテーテル抜去時～抜去後、座位で吸気したときに抜去部が大気に解放されると、胸腔内圧が陰圧となり、抜去部から血管内に空気が流入して空気塞栓を起こす可能性がある。中心静脈カテーテル挿入中に、刺入部に近い接続部などが大気に解放されることでも、同様のことが起こるため、注意が必要である。

1 「徴候・症状」からみる急変時対応

貧血の患者が、トイレで動悸を訴えている

枡田ゆかり

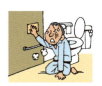

症例

検診で貧血の進行を指摘され、検査目的で入院中の患者。トイレに行こうと起きあがったときに動悸を自覚。排泄後しばらくしても症状がおさまらず、トイレ内からナースコール。患者はぐったりとしており、顔面蒼白となっている。頻呼吸であり、脈は弱くて速い。

見る順番		観察したこと	アセスメント結果	対応
迅速評価	意識	ややもうろうとしている	生命徴候を認めるが、ショック状態であり、緊急対応が必要	スタッフを召集
	症状	動悸		
	呼吸	呼吸数30回/分 **頻呼吸**		
	循環	脈拍数130回/分（整）**頻脈** 弱くて速い		
	外観	顔面蒼白		

緊急対応が必要・スタッフを召集

見る順番		観察したこと	アセスメント結果	初期対応
一次評価	症状	● 出現時期：トイレ動作後 ● 程度：歩いて自室に戻れないほどの動悸		
	気道	● 発声：可能	気道開通	
	呼吸	● 呼吸数：30回/分 ● SpO₂：97％（ルームエア） ● 副雑音：なし ● 胸郭挙上・換気音：左右差なし ● その他：会話時の息切れあり	頻呼吸だが、肺の異常を示す所見なし	
	循環	● 脈拍数：130回/分（整） ● 血圧：100/52mmHg ● 末梢冷感・顔面蒼白：あり	頻脈・末梢冷感・顔面蒼白があり、ショックの所見がある	★ルート確保（輸液、輸血）**▶Point 1** ★採血・輸血準備 **▶Point 2**
	意識	● レベル低下あり（JCS 1）		
	外観	● ぐったりしている	安全な移送	★移送の準備 **▶Point 3**

医師へ報告・初期対応と追加指示を確認

急変の原因とKeyword

- ●貧血の進行による低酸素
- ●頻脈　●動悸

★ルート確保（輸液、輸血）
▶Point 1

　この患者に出現している症状（動悸、顔面蒼白、息切れ、頻脈）は、貧血の進行を示しており、輸液・輸血が必要となる。そのため、ルートは2本（細胞外液のボーラス投与用と輸血用）確保する。輸血用のルートは、留置針20G以上でなければならないことに注意する。

　ルート確保時には、採血（輸血用採血）を実施し、輸血の準備をする。

★採血・輸血準備
▶Point 2

1）貧血への対処

　全身への酸素運搬は、赤血球に含まれるヘモグロビンに酸素が結合することで成立している。

　貧血は、血液中の赤血球数が減少し、ヘモグロビン濃度が低下した状態である。血液中の酸素運搬能が低下するため、組織の酸素需要に供給が追いつかず、組織の低酸素状態となると貧血症状（全身倦怠感、頭痛、めまいなど）が生じる。

　この患者は、貧血の進行に伴う低酸素状態を代償するために、心悸亢進・頻脈となって動悸が出現したと考えられる。症状改善のためには、酸素含有量の改善が重要である。

2）なぜ酸素療法でなく輸血を行うのか

　貧血患者はヘモグロビンが低下しているため、酸素療法によって増加する酸素含有量は微々たるものである。大幅に酸素含有量を増加させるには、赤血球輸血によるヘモグロビン補充が有用であるため、最優先で実施する。

■ヘモグロビン量と貧血症状の関係

Hb（g/dL）	貧血症状
8.0	●皮膚・粘膜の蒼白
6.5〜7.0	●動悸 ●頻脈 ●息切れ
5.5〜6.0	●頭痛・頭重感 ●注意力低下
4.5〜5.0	●めまい ●倦怠感
4.0	●心雑音
3.0〜3.5	●下痢 ●悪心 ●食欲不振
2.0〜2.5	●発熱 ●浮腫 ●呼吸困難
1.5	●心不全
1.0	●昏睡

- ●末梢への酸素運搬量
  ＝心拍出量（心拍数×1回拍出量）
  　×酸素含有量（CaO_2）
- ●酸素含有量（CaO_2）
  ＝ヘモグロビン結合酸素＋溶存酸素
  ＝[$1.34×$ヘモグロビン（g/dL）$×SaO_2/100$]
  　＋[$0.0031×PaO_2$]

　健常人：20mL/dL程度
　　　　（ヘモグロビン15g/dLならCaO_2 20mL/dL）
　貧血時：ヘモグロビン7g/dLだとCaO_2 9.5mL/dL

★移送の準備
▶Point 3

　移送が困難な場合は、複数のスタッフで、安全に車椅子もしくはストレッチャーに移動する。

　この患者の場合、貧血による浮遊感からの転倒に注意が必要である。トイレ内は狭いため、スペースの確保、他患者への配慮も重要となる。

文献
1）坂井健雄，河原克雅編：人体の正常構造と機能 全10巻縮刷版．日本医事新報社，東京，2008：478-483．
2）斎藤宣彦：ナースのための循環器レクチュア第3版．文光堂，東京，1998：66-68．
3）Aaronson PL，Ward JPT著，村松準監訳：一目でわかる心血管系 第2版．メディカル・サイエンス・インターナショナル，東京，2008：12-13．
4）済生会横浜市南部病院看護部：NEWベッドサイドの数値表．学研メディカル秀潤社，東京，2000：72-76．

1 「徴候・症状」からみる急変時対応

心不全の患者が 胸部不快感を訴えた

枡田ゆかり

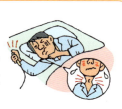

症 例

心不全で入院中、飲水制限と薬物療法(利尿薬)をしている患者。検温時は、脈拍72回/分整脈だった。

胸部不快感を自覚し、安静にしても治まらないため、「ドクドクとのどがつまるような違和感がある」とナースコール。脈拍数は62回/分で結滞とリズム不整がある。

見る順番		観察したこと	アセスメント結果	対応
迅速評価	意識	会話可能	生命徴候を認め、ショック徴候もない。ただし、症状を伴う不整脈があるため、緊急対応が必要	スタッフを召集
	症状	胸部不快感		
	呼吸	安静		
	循環	脈拍数62回/分 結滞・リズム不整あり		
	外観	苦痛様表情		

緊急対応が必要・スタッフを召集

見る順番		観察したこと	アセスメント結果	初期対応
一次評価	症状	●出現時期：安静時 ●程度：胸部不快感		
	気道	●発声：可能	気道開通	
	呼吸	●呼吸数：12回/分 ●SpO$_2$：98％(ルームエア) ●異常呼吸パターン：なし ●副雑音：なし ●胸郭挙上・換気音：左右差なし	呼吸の異常を示す所見はなし	
	循環	●脈拍数：62回/分、結滞・リズム不整あり ●血圧：102/60mmHg	血圧低下・脈拍の不安定化があり、循環動態の変動に注意が必要 致死的不整脈に備え、電気的除細動器の準備が必要	★モニタ心電図、12誘導心電図 ▶Point 1 ★ルート確保 ▶Point 2 ★除細動の準備 ▶Point 3
	意識	●レベル低下なし		
	外観	●苦痛様表情	原因検索と循環の維持が必要	★原因検索 ▶Point 4

医師へ報告・初期対応と追加指示を確認

● 不整脈

● 脈拍欠損と結滞

★モニタ心電図・12誘導心電図 ▶Point 1

　不整脈は、心筋虚血・電解質異常・低酸素血症などによって出現することが多い。この患者には脈拍の結滞・リズム不整があることから、脈拍数の変化と不整脈の早期発見のため、モニタを装着する。患者の自覚症状と検脈だけでは不整脈を詳細に評価できないため、12誘導心電図が必須である。

　頻脈性不整脈では、心拍数と脈拍数が一致しない脈拍欠損（心臓の電気的興奮は生じているが、有効な血液の拍出がない状態）が見られることがあるため、心拍数と脈拍数の両方を観察する。心電図モニタと脈拍触知、SpO_2波形と合わせてモニタリングする。

★ルート確保 ▶Point 2

　不整脈が出現しており、抗不整脈薬投与のためのルートの確保が必要となる。不整脈の種類によっては、ショックバイタル（心拍数＞収縮期血圧となる状態）に移行しやすく、ルートの確保が困難となるため、早期に実施する。

結滞

　結滞は、心臓自体が収縮していないわけではなく、期外収縮が発生したことで現れることが多いとされる

脈拍欠損

　脈拍欠損は、心拍があっても、血液の拍出がないため脈拍として触知できない状態

★除細動の準備 ▶Point 3

　心室頻拍・心室細動に対する第一選択は電気的除細動であり、補助的に抗不整脈薬が使用される。

　徐脈の場合は、電気的除細動器の設定を変更して経皮ペーシングを実施する。

★原因検索 ▶Point 4

　胸部不快感の訴えは「動悸がする」「ドクドク・ドキドキする」「心臓がおどる感じ」「喉がつまる感じ」など、患者によって表現方法が異なる。

　胸部不快感の原因は、頻脈、徐脈、整脈から頻脈・徐脈に変化した瞬間、頻脈と徐脈が混合するとき、整脈で単発性に脈拍が乱れるとき、貧血、薬剤性、甲状腺機能亢進症である。

ワンポイントレクチャー　検脈で見るべきポイント

①1分間の脈拍数は？

②脈拍のリズム不整はあるか？

③リズム不整は単発性か？　持続性か？

④胸部不快感を自覚したのは労作中か？　安静時か？

⑤胸部不快感を自覚したきっかけは？

⑥胸部不快感のほかに併発する症状はあるか？

文献
1）池松裕子編著：クリティカルケア看護の基礎．メヂカルフレンド社，東京，2005：83．
2）高橋章子編：救急患者の観察・アセスメント・対応．メディカ出版，大阪，1998：30-36．
3）中村惠子，柳澤厚生監修：ナースのためのNEW心電図の教室．学研メディカル秀潤社，東京，2005：6-15．

糖尿病の患者が「気持ち悪い」と胸部不快を訴えた

山口真由美

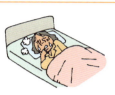

症例

糖尿病の既往があり、検査入院中の患者から、「気持ちが悪い」とナースコール。訪室すると側臥位でじっとりと冷や汗をかいている状態で、「なんだかぼーっとする」「胸が押されるような感じがする」と訴えている。上肢の軽度しびれ感あり。

見る順番	観察したこと	アセスメント結果	対応
迅速評価			
意識	意思疎通は可能だがぼんやりするとの訴えあり		
症状	胸部不快感	生命徴候を認めるが、ショック所見があり、緊急対応が必要	スタッフを召集
呼吸	呼吸数20回/分（やや速迫ぎみ）		
循環	橈骨動脈触知可能 脈拍数100回/分（やや速迫ぎみ） リズム不整なし		
外観	顔面蒼白、冷汗		

緊急対応が必要・スタッフを召集

		アセスメント結果	初期対応
一次評価			
症状	● 出現時期：入院2日目の夜 ● 程度：動悸を伴う胸部不快感	動悸・胸部不快感・頻脈・末梢湿潤が見られる。既往歴を把握しつつ、循環不全の有無を確認する必要あり	★既往歴・治療歴・内服歴の把握 ▶Point 1 ★モニタ心電図の準備
気道	● 発声：可能	気道開通	
呼吸	● 呼吸数：20回/分 ● SpO$_2$：97％（ルームエア） ● その他：呼吸困難感なし	呼吸状態の問題は今のところ見られない	
循環	● 脈拍数：100回/分（整） ● 血圧：134/68mmHg ● その他：末梢湿潤あり	末梢湿潤・顔面蒼白・冷汗などのショック様所見は見られるものの血圧の低下は見られない	★バイタルサインの継続的評価 ▶Point 2 ★ルート確保（意識障害時） ▶Point 3
意識	●「ぼーっとする」と自覚症状あり ● 意思疎通は可能		★意識レベルの継続的観察・評価 ▶Point 4
外観	● 顔面蒼白 ● 冷汗	意識障害と交感神経刺激症状（冷汗や顔面蒼白、動悸など）を伴っており低血糖を疑った簡易検査が必要	★血糖測定 ▶Point 5

医師へ報告・初期対応と追加指示を確認

▶Point 3

★ルート確保（意識障害時）

低血糖治療は糖分上昇が不可欠なため、意識があれば経口で糖分摂取を行う。血糖降下薬には糖質からブドウ糖への分解を抑制するものがあるため、ブドウ糖の状態で摂取することが望ましい。

意識障害が著明な場合、誤嚥の可能性が高いため、末梢ルートを確保して50％ブドウ糖を投与する。回復が見られない場合は反復投与する。

急変の原因とKeyword

- ●低血糖
- ●糖尿病

▶Point 1

★既往歴・治療歴・内服歴の把握

胸部不快感・動悸などの交感神経刺激症状と、意識障害や頭痛などの中枢神経刺激症状は、低血糖の2大症状である。糖尿病が原因であることが多いため、使用薬剤や中断・増量も把握する。

アルコールはインスリンの作用を増強させるため、飲酒の有無も把握しておく。

■低血糖の誘発疾患と薬剤

空腹時低血糖症	インスリノーマ、下垂体前葉機能障害、膵腫瘍、肝・腎不全、自己免疫疾患、インスリン自己免疫症候群
薬剤性低血糖症	インスリン投与、経口血糖降下薬、飲酒、β遮断薬、塩酸テトラサイクリン
反応性低血糖症	胃・食道術後のダンピング症候群

▶Point 4

★意識レベルの継続的観察・評価

血糖降下薬使用時は、ブドウ糖投与でいったん意識が回復しても、再び意識障害に陥る可能性がある。

ブドウ糖投与から30分以上経過しても意識改善がない場合、低血糖に伴う脳浮腫を疑う。緊急CTや、脳浮腫改善のため薬剤投与（マンニトール、グリセオール®など）を行い、意識レベル・瞳孔所見など神経学的所見を観察する。

▶Point 2

★バイタルサインの継続的評価

まず、呼吸・循環が安定しているか、バイタルサインのチェックを行う。必要時、心電図によるチェックも実施する。

この患者には糖尿病の既往があり、原因が低血糖か他要因かを検索しながら対処するため、既往歴や内服歴の把握と同時に行う。

▶Point 5

★血糖測定

意識障害の原因が低血糖かどうかかは、簡易血糖測定で容易に判断できる。空腹時血糖の正常値は70〜100mg/dLであるため、70mg/dL未満は低血糖として対応する。

ワンポイントレクチャー　無症候性心筋虚血

自覚症状（胸痛など）のない心筋虚血のことを、無症候性心筋虚血（無痛性心筋虚血）と呼ぶ。健診などで偶然発見される場合や、冠動脈疾患既往があり、症状はないものの心筋虚血を伴う場合がある。

動脈硬化を起こしやすい高齢者や、冠動脈に狭窄・閉塞を起こしやすい既往（糖尿尿、高血圧、高脂血症など）のある患者に高確率で見つかるとされる。

自覚症状が起こらない理由としては、高齢・動脈硬化・糖尿病などの合併症による神経障害から痛みを感じにくくなっていることや、個人的に鎮痛作用のある脳内麻薬物質（エンドルフィン）の血中濃度が高い場合があるとされている。

文献
1）浅香えみ子：冷や汗があって反応がない！．佐藤憲明編著，場面別急変対応マニュアル，照林社，東京，2011：152-159.

1 「徴候・症状」からみる急変時対応

心臓カテーテル検査後、患者の血圧が低下

福田昌子

福田昌子

症 例

心臓カテーテル検査を行った患者。帰室1時間後のバイタルサイン測定時は、血圧80/58mmHg、脈拍数130回/分（微弱）。酸素2L/分（鼻カニューレ）投与中。頻呼吸で冷汗を認め、顔面蒼白である。呼びかけに対する返答はあるが、ややボーっとしており、じっとしていられない様子である。

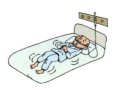

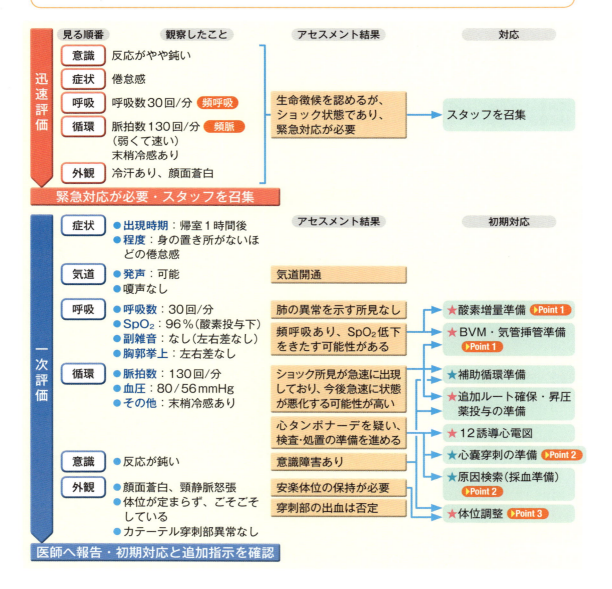

見る順番		観察したこと		アセスメント結果	対応
迅速評価	意識	反応がやや鈍い		生命徴候を認めるが、ショック状態であり、緊急対応が必要	スタッフを召集
	症状	倦怠感			
	呼吸	呼吸数30回/分	頻呼吸		
	循環	脈拍数130回/分（弱くて速い）末梢冷感あり	頻脈		
	外観	冷汗あり、顔面蒼白			

緊急対応が必要・スタッフを召集

			アセスメント結果	初期対応
一次評価	症状	●出現時期：帰室1時間後 ●程度：身の置き所がないほどの倦怠感		
	気道	●発声：可能 ●嗄声なし	気道開通	
	呼吸	●呼吸数：30回/分 ●SpO₂：96%（酸素投与下） ●副雑音：なし（左右差なし） ●胸郭挙上：左右差なし	肺の異常を示す所見なし / 頻呼吸あり、SpO₂低下をきたす可能性がある	★酸素増量準備 ▶Point 1 / ★BVM・気管挿管準備 ▶Point 1
	循環	●脈拍数：130回/分 ●血圧：80/56mmHg ●その他：末梢冷感あり	ショック所見が急速に出現しており、今後急速に状態が悪化する可能性が高い / 心タンポナーデを疑い、検査・処置の準備を進める	★補助循環準備 / ★追加ルート確保・昇圧薬投与の準備 / ★12誘導心電図 / ★心嚢穿刺の準備 ▶Point 2
	意識	●反応が鈍い	意識障害あり	★原因検索（採血準備）▶Point 2
	外観	●顔面蒼白、頸静脈怒張 ●体位が定まらず、ごそごそしている ●カテーテル穿刺部異常なし	安楽体位の保持が必要 / 穿刺部の出血は否定	★体位調整 ▶Point 3

医師へ報告・初期対応と追加指示を確認

急変の原因とKeyword

● 心タンポナーデ
● 心臓カテーテル検査後

★酸素増量　★BVM・気管挿管準備　▶Point 1

　この患者には血圧低下・頻脈・意識レベル低下が見られ、ショック症状を呈していると考える。この場合、急速に状態が悪化する可能性があるため、酸素が増量できるよう、酸素マスクやBVM[*1]・気管挿管の準備を行う。大量輸液に備え、複数ルートを確保できるよう準備することも必要である。

　特に急速な経過をたどり、心停止をきたす可能性が高い心臓カテーテル検査の合併症は、以下の3つである。

①冠動脈解離（冠閉塞）：冠動脈解離が広範囲になると、血流を障害するフラップや壁内血腫が形成され、血小板が集積して血流が低下する。その結果、冠動脈内の血流が滞り、冠閉塞に至る。

②急性冠閉塞：PCI[*2]施行に伴う血管壁の傷害によって血栓が形成され、ステント血栓症を生じる危険がある。PCI後24時間以内に冠動脈が完全閉塞してしまうことを急性冠閉塞という。

③冠動脈穿孔（心タンポナーデ）：冠動脈穿孔により、穿孔部から血液が流入して心内膜腔の圧が上昇した状態である。

★心囊穿刺の準備　★原因検索　▶Point 2

　この患者にはショック症状や頸静脈怒張が見られており、心タンポナーデが疑われる。心タンポナーデを解除するため、すみやかに心囊穿刺の準備を行う。検査前に抗凝固療法 ▶p.103 を行っていた患者が冠動脈穿孔を合併すると、血行動態の破綻をきたす可能性があるため、特に注意する。

■ 心タンポナーデ

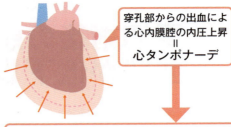

穿孔部からの出血による心内膜腔の内圧上昇＝心タンポナーデ

● **Beckの三徴**[*]：低血圧、頸静脈怒張、心音の減弱（すべて揃うのはまれ）
● **ショック症状**：頻脈、呼吸数の増加、空気飢餓感、血圧低下（脈圧減少を伴う）、四肢冷感、乏尿、意識消失
● **右心への静脈還流異常と低心拍出に基づく症状**：頸静脈の怒張、奇脈、肝腫大など
● **虚血に伴う症状**：胸痛、心電図変化、血圧低下

■ 心臓カテーテル検査の合併症

赤字の症状は要注意

● 造影剤や使用薬剤によるもの：呼吸困難、血圧低下、腎不全、嘔気、嘔吐、蕁麻疹、熱感など
● 造影手技によるもの：血栓などの塞栓による合併症（急性冠閉塞、心筋梗塞、脳血管障害）、出血、血管攣縮、神経血管損傷、血管穿孔、冠動脈解離・動脈解離、重篤な不整脈、迷走神経反射、感染、疼痛、血腫形成、偽動脈瘤、動脈瘻など
※冠動脈解離の症状：①冠閉塞（血圧低下、心電図変化、不整脈、胸痛、意識レベル低下など）、②心原性ショック（血圧低下、頻脈、呼吸状態悪化など）

　医師到着後、原因検索のため心エコーや採血、心電図検査などが行われるため、準備を進めておく。重篤な場合は補助循環（IABP[*3]・PCPS[*4]など）の準備も必要となる。

★体位調整　▶Point 3

　心タンポナーデの患者は、「身の置き所がない」と訴え、体動が増加することがある。安楽な体位を保持し、体動によって点滴の自己・事故抜去が起こらないようライン整理を行う。

文献
1）城谷学，服部隆一：心タンポナーデ．永井良三責任編集，循環器研修医ノート改訂第2版，診断と治療社，東京，2001：197-200.
2）枡田ゆかり：ACS患者．池松裕子監修，濱本実也編，ICU患者のフィジカルアセスメント，メディカ出版，大阪，2014：119-125.
3）中村滋子：冠動脈インターベンション（PCI）．道又元裕編，ICUケアメソッド，学研メディカル秀潤社，東京，2014：50-56.
4）上野雅仁：心臓カテーテル（PCI）術後に帰室した患者さん．突然、頭痛・めまいを訴えた．エキスパートナース2014；30（14臨時増刊）：7-12.
5）東京大学医学部附属病院看護部監修：ナーシング・スキル日本版．https://nursingskills.jp/［2016年4月5日アクセス］.
6）村田和也，松（崎）益徳：心タンポナーデ．吉川純一監修，渡辺弘之，大門雅夫編，循環器専門医研修テキスト，文光堂，東京，2011：283-284.

＊1　BVM（bag valve mask）：バッグバルブマスク
＊2　PCI（percutaneous coronary intervention）：経皮的冠動脈インターベンション
＊3　IABP（intraaortic balloon pumping）：大動脈内バルーンパンピング法
＊4　PCPS（percutaneous cardiopulmonary support）：経皮的心肺補助装置

1 「徴候・症状」からみる急変時対応

胃切術後の患者の血圧が低下した

枡田ゆかり

症例

胃切除術2時間後、病棟リカバリー室で観察継続中の患者。手術室で抜管し、インスピロンマスクで酸素投与（流量8L/分、濃度40％）を行っている。訪室時、患者はうなっており、顔面蒼白である。脈拍増加、頻呼吸、皮膚は冷たく湿潤している。ドレーン排液は血性で経過している。

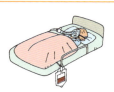

見る順番		観察したこと	アセスメント結果	対応
迅速評価	意識	呼名・身体刺激にゆっくりと反応する	生命徴候を認めるが、ショック状態であり、緊急対応が必要	スタッフを召集
	症状	血圧低下		
	呼吸	呼吸数32回/分 **頻呼吸**		
	循環	脈拍数132回/分（整）**頻脈**末梢冷感・冷汗あり、CVP低下		
	外観	顔面蒼白　ドレーン排液は血性		

緊急対応が必要・スタッフを召集

			アセスメント結果	初期対応
一次評価	症状	●**出現時期**：胃切術後帰室2時間●**程度**：症状を自分で訴えられない		
	気道	●**発声**：可能●手術室で抜管後、軽度嗄声あり●上気道狭窄音なし	気道開通（嗄声は気管挿管の影響と判断）	
	呼吸	●**呼吸数**：32回/分●**SpO₂**：92％（酸素投与下）●**副雑音**：なし●**胸郭挙上・換気音**：左右差なし	肺の異常を示す所見なし。酸素療法下でSpO₂低下、頻呼吸が見られるため、さらなる呼吸状態悪化に備える	★酸素増量 ▶Point 1★BVM・気管挿管準備
	循環	●**血圧**：82/50mmHg●**脈拍数**：132回/分（整脈）●**その他**：末梢冷感・冷汗あり、創部の出血なし	ショックの所見あり	★ルート確保・整理 ▶Point 2★モニタ継続
	意識	●JCS10〜20　RASS−1〜−2●鎮痛ボトル持続注　NRS2/10	意識障害あり。疼痛はコントロールされていると判断	★体位調整 ▶Point 3
	外観	●顔面蒼白、ぐったりしている●ドレーン・胃管の排液は血性●尿量80mL/2時間●CVP10⇒5mmHg	安楽体位の保持循環維持・原因検索が必要	★原因検索（血液ガス・採血準備）▶Point 4★輸液準備（細胞外液、血液製剤、輸血）▶Point 2

医師へ報告・初期対応と追加指示を確認

製剤用の単独ルート（20G以上の太さ）を確保し、ルート別の役割を決めておく。

急変の原因とKeyword

- ● ショック
- ● 術後出血

★酸素増量　★BVM・気管挿管準備　▶Point 1

患者は、酸素投与下でSpO₂ 92％と低下していることから、低酸素血症であると判断できる。組織の低酸素を改善するため、酸素投与の継続・増量が必要である。

また、ショック状態で意識障害があり、さらなる呼吸状態悪化が予測される。用手換気（BVM*¹・ジャクソンリース）、気管挿管・人工呼吸管理の準備をする。

★ルート確保・整理　★輸液準備　▶Point 2

血圧とCVP*²低下・頻脈から、出血による循環血液量減少が考えられる。循環血液量を保持するため、迅速な輸液が必要である。このときの輸液は、細胞外液が選択されることが多い。

採血データより、貧血が進行していると判断された場合は、早急に輸血が必要となる。バイタルサインが輸液・輸血によって改善するか（血圧上昇・脈拍減少となるか）モニタリングを継続する。

ボーラス投与できる単独のルート、輸血・血液

★体位調整（ショック体位）　▶Point 3

循環血液量減少性ショックでは、ショック体位（体幹を水平にして両下肢を30〜40度挙上）をとることもある。ショック体位の有用性は明確に示されていないが、静脈還流量を増やし、心拍出量を増加させるとされる。

★原因検索　▶Point 4

術後の血圧低下の原因は、①侵襲による血管外体液喪失や術後出血による循環血液量減少性ショック、②疼痛による神経原性ショックからの迷走神経反射症状、③感染による敗血症性ショック、④離床時では深部静脈血栓による肺塞栓からの心外閉塞性ショックなどがある。

この患者は、血圧低下・脈拍増加・CVP低下・頻呼吸・顔面蒼白・冷汗・冷感・チアノーゼを呈しており、ドレーン排液の性状から、術後出血と侵襲による循環血液量減少の影響が疑われる。

循環血液量減少性ショックの重症度は体液喪失量・出血の量と速度・ショックの経過時間によって決まるため、早期に対処しないと生命の危機となる。

ワンポイントレクチャー　臨床症状・検査データから出血量を予測する

出血量	15％以下	15〜25％	25〜35％	35％以上
血圧（mmHg）	正常	やや低下（100前後）	低下（80以下）	70以下
脈拍（回/分）	やや頻脈（100前後）	頻脈（100〜120）	頻脈で微弱（120以上）	120以上または触知不可
CVP（mmHg）	正常	低下	著明に低下	著明に低下
Ht（％）	40前後	35〜40	30〜35	30以下
臨床症状	末梢冷感、めまい、立ちくらみ	冷汗、湿潤、口渇、蒼白、全身倦怠感、失神	不安、混乱、興奮、毛細血管充満時間低下	傾眠、昏睡、呼吸促迫、下顎呼吸

濱本実也：脈圧の狭さと頻脈でプレショックを伝える. 月刊ナーシング 2013；33（4）：18-19. より引用

文献
1）大木友美：クリティカルな患者の循環動態と看護. 池松裕子編者, クリティカルケア看護の基礎. メヂカルフレンド社, 東京, 2003：84-89.
2）江口秀子：ショック. 高橋章子編著, 救急患者の観察・アセスメント・対応, メディカ出版, 大阪, 1998：78-83.
3）石田順朗：ショックの鑑別. 清水敬樹編, ICU実践ハンドブック, 羊土社, 東京, 2009：128-130.

＊1　BVM（bag valve mask）：バッグバルブマスク
＊2　CVP（central venous pressure）：中心静脈圧

1 「徴候・症状」からみる急変時対応

イレウスの患者が激しい腹痛を訴えた

山口真由美

症例

イレウスのため、イレウスチューブを留置して減圧中の患者。夜間、ナースコールがあり、訪室すると、激しい腹痛を訴えてベッド上でもだえていた。全身発汗・苦悶様表情あり。

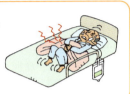

見る順番		観察したこと	アセスメント結果	対応
迅速評価	意識	受け答え正常	生命徴候を認めるが、ショック所見が見られ、緊急対応が必要	スタッフを召集
	症状	激しい腹痛		
	呼吸	呼吸数 30 回/分　頻呼吸　速迫		
	循環	全身発汗と冷感著明 橈骨動脈触知可能 110 回/分		
	外観	痛みでじっとしていられず 苦悶様表情でもだえている		

緊急対応が必要・スタッフを召集

			アセスメント結果	初期対応
一次評価	症状	●出現時期：イレウスチューブ留置後4日目 ●程度：眠れないほどの激しい腹痛 腹膜刺激症状あり	イレウス治療中で突然の激しい腹痛・腹膜刺激症状が見られるので、穿孔を疑う	★バイタルサインの継続的な観察 ★モニタ装着 ▶Point 1
	気道	●発声：問題なし	気道開通	
	呼吸	●呼吸数：30 回/分 ●SpO₂：96％（ルームエア） ●呼吸音・呼吸様式：問題なし	激しい痛みから頻呼吸が生じている	★酸素投与・気管挿管準備 ▶Point 2
	循環	●脈拍数：110 回/分、橈骨動脈触知可能 ●血圧：92/68 mmHg ●その他：末梢冷感・湿潤あり	プレショック状態であり、低酸素血症が発生しやすい	
			プレショック状態であり循環動態の安定が必要	★末梢ルート確保・補液管理 ▶Point 3
	意識	●レベル低下なし	現在は意識レベルの低下は見られないが、ショックの進行によって意識障害が出現するリスクが高い	★意識レベルの観察と評価 ▶Point 4
	外観	●全身発汗、顔面に玉の様な汗 ●イレウスチューブの排液は緑色、出血なし ●550 mL/20 時間流出あり	腹痛の原因検索を開始し必要な処置を開始する必要あり	★検査（採血、腹部 X線、エコー・CT） ▶Point 5

医師へ報告・初期対応と追加指示を確認

急変の原因とKeyword

- 消化管穿孔
- 腹膜刺激症状

★バイタルサインの継続的な観察
★モニタ装着

▶Point 1

　イレウス治療中の激しい腹痛や腹膜刺激症状から、消化管穿孔が疑われる。特に下部消化管穿孔では腹膜炎を発症しやすい。腹膜炎では弛張熱（高度な発熱と解熱を繰り返す熱型）が現れることがあるので注意する。

　腹膜炎からショックに陥った場合、初期はwarm shock（ウォーム ショック）（ショックだがサイトカインなどにより、末梢血管抵抗の減少、動脈・細動脈の拡張、心拍出量増加から末梢が温かくなる）となる。進行するとcold shock（コールド ショック）（心拍出量は減少し、末梢血管が収縮する皮膚の冷感を伴うショック）に移行するため、モニタ装着とし、循環動態を観察する。

★酸素投与・気管挿管準備

▶Point 2

　頻呼吸は、痛みや発熱に伴う酸素消費量増大だけでなく、腹膜炎による代謝性アシドーシスへの代償の可能性もある。

　腹膜炎からショックに移行すると、呼吸状態悪化や意識レベル低下をきたしやすいため、酸素投与を開始し、必要時には気管挿管できるよう準備する。

★末梢ルート確保・補液管理

▶Point 3

　ショック徴候があるため、太いゲージ針で末梢ラインを確保し、細胞外液輸液（乳酸リンゲルなど）を行う。補液で血圧をキープできない場合は、昇圧薬の使用も考慮する。

★意識レベルの観察と評価

▶Point 4

　ショックによる意識障害にも注意する。腹膜炎移行からの代謝性アシドーシス、痛み、不安からせん妄となることもあるため、意識レベルの推移に注意を払う。

★検査

▶Point 5

　消化管穿孔ではフリーエア（本来存在しない部位に空気が写る）と呼ばれるX線所見が見られる。腹部エコーやCTも含めて鑑別する。

　血液検査では炎症値の上昇が見られ、敗血症移行を考慮して血液培養検査やエンドトキシンチェックを行うこともある。腹膜炎を呈している場合は緊急手術となることが多いため、患者・家族への説明、手術準備を行う。

■warm shock

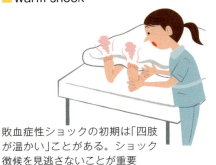

敗血症性ショックの初期は「四肢が温かい」ことがある。ショック徴候を見逃さないことが重要

■腹膜刺激症状

- 腹腔内に炎症が発生しているときに見られる症状
- ブルンベルグ徴候（反跳痛）：腹壁を手でゆっくり圧迫した後、急に手を放すと生じる痛み
- 筋性防御：腹壁を手でゆっくり圧迫したとき、腹筋が緊張して固い状態。重症化すると腹部全体が固くなる（板状硬）

文献
1）細川歩, 吉田啓紀, 中田直克, 他：消化管の閉塞・穿孔・出血. 癌の臨床2014；60（1）：41-46.
2）藤堂智子：CASE15激しい腹痛で動けない！. 佐藤憲明編著, 場面別急変対応マニュアル. 照林社, 東京, 2011：128-135.
3）村岡修子：イレウス治療中の急変. エキスパートナース2014；30（5）：50-53.

1 「徴候・症状」からみる急変時対応

検温中、患者が突然血を吐いた

今川真理子

症例

肺炎を繰り返している患者。
検温時、咳をした直後、片手1杯程度の血を吐き、青い顔で弱々しく「苦しい」
と訴えた。

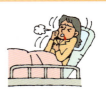

見る順番	観察したこと	アセスメント結果	対応
迅速評価 意識	会話可能		
症状	血を吐いた	生命徴候を認めるが、呼吸に問題があり、緊急対応が必要	スタッフを召集
呼吸	呼吸数28回/分 喘鳴あり		
循環	脈拍数90回/分		
外観	顔色不良		

緊急対応が必要・スタッフを召集

見る順番	観察したこと	アセスメント結果	初期対応
一次評価 症状	●**出現時期**：咳の後、突然 ●**程度**：片手1杯程度の出血 出血は鮮血で泡沫状	健側肺保護の必要あり	★体位調整 ▶Point 1
気道	●**発声**：可能	気道開通	
呼吸	●**呼吸数**：28回/分 ●**SpO₂**：90％（ルームエア） ●**呼吸音**：右肺の減弱 ●**副雑音**：右肺野に断続性副雑音あり ●**その他**：喘鳴あり	酸素療法の適応	★酸素投与（リザーバーマスク）▶Point 2
		薬剤による止血の必要あり	★ルート確保 ▶Point 4
		出血が続くと呼吸状態悪化の可能性あり	★モニタ装着 ★気管挿管準備 ▶Point 3
循環	●**脈拍数**：90回/分 ●**血圧**：130/82mmHg		
意識	●清明	出血側の検索と止血が必要	★X線・CT撮影 ★止血処置の準備 ▶Point 5
外観	●顔色不良		

医師へ報告・初期対応と追加指示を確認

- 喀血
- 繰り返す肺炎

★体位調整 ▶Point 1

血液が健側肺に流れ込むと、健側肺側のガス交換が阻害され、呼吸不全を誘発する。それを予防するためには、出血側を下にした側臥位をとることが必要である。

出血を目にした患者は不安が強いため、声かけを十分に行い、安楽な体位を保持できるようにする。

★酸素投与（リザーバーマスク） ▶Point 2

患者のSpO_2は90％であることから、酸素療法の適応となる。

この患者に生じた低酸素血症は、出血側の肺の肺胞内に血液が貯留したことによる換気血流比不均衡が原因である。出血が増加すると換気できない肺胞が増え、急激な低酸素血症の進行が予測されることから、リザーバーマスクによる高濃度・高流量の酸素投与が必要となる。ただし、長時間の高濃度・高流量の酸素投与は肺気量の減少を引き起こすため、できれば喀血の程度とSpO_2を見ながら減量を行う。

★気管挿管準備 ▶Point 3

出血が進行し、酸素投与下でもSpO_2が改善しなければ、気管挿管が行われる。

気管挿管は、太めのチューブで実施する。この患者のように片肺からの出血の場合、可能であれば分離換気用チューブを用いた片肺換気とし、患側の止血を図る。

■片肺換気

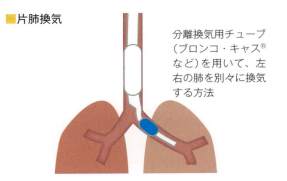

分離換気用チューブ（ブロンコ・キャス®など）を用いて、左右の肺を別々に換気する方法

★ルート確保 ▶Point 4

止血のために止血薬投与を行う可能性があるため、静脈ルートを確保する。

大量喀血（1時間に100 mL以上または24時間で500 mL以上）と判断されれば止血処置が行われる。

★止血処置の準備 ▶Point 5

止血処置として行われるのは、気管支鏡的インターベンション（直接的な塞栓）またはカテーテルインターベンション（動脈塞栓）で、どちらも専門的技術が必要であるため、実施できる施設は限られる。

いずれにしても、喀血の量を観察し、止血処置に備える必要がある。また、処置を受ける患者に対しては、そのつど説明を行い、不安の軽減に努める。

ワンポイントレクチャー 喀血と吐血の見きわめ

喀血		吐血	
● 咳とともに喀出	● 呼吸困難または窒息感を伴うことがある	● 悪心を伴って吐出	● 食物残渣あり（ないこともある）
● 鮮紅色、泡沫あり		● 暗黒色（場合によっては鮮紅色）＊、泡沫なし	
● 凝固しにくい	● 呼吸器症状の既往があることも多い	● 凝固しやすい	● 呼吸困難、窒息感なし
● アルカリ性			● 胃または肝障害の既往があることが多い
● 食物残渣なし		● 酸性	

＊吐血であっても、食道静脈瘤破裂やマロリーワイス症候群による大量出血は鮮紅色

嘔吐が聞こえて訪室したら、患者が血を吐いていた

山口真由美

症例

病室から嘔吐（おえつ）が聞こえたため、訪室すると、患者が血を吐いていた。
「食後、気分が悪くて横になっていたが、こみ上げる感じがあり、起きたところで血を吐いた」と、意識はあるものの、ぼんやりしている。顔面は蒼白で冷汗あり。心窩部痛あり。

見る順番		観察したこと	アセスメント結果	対応
迅速評価	意識	ぼんやりしている	生命徴候を認めるが、ショック状態であり、緊急対応が必要	スタッフを召集
	症状	血を吐いた		
	呼吸	呼吸数 30回/分 **頻呼吸**		
	循環	脈拍数 120回/分（整）**頻脈**		
	外観	顔面蒼白・皮膚湿潤あり		

緊急対応が必要・スタッフを召集

			アセスメント結果	初期対応
一次評価	症状	●出現時期：食後しばらくしてから ●程度：ガーグルベースン約半分の吐血		
	気道	●発声：可能 ●口内血液汚染あるが口内出血なし、鼻腔からの出血なし	口鼻腔からの出血は否定 現在、気道開通しているが、血液による閉塞リスクあり	★口内吸引 ★体位調整（側臥位） ▶Point 1
	呼吸	●呼吸数：30回/分 ●SpO₂：92％（ルームエア） ●呼吸音：左右とも清明 ●その他：呼吸困難感・咳嗽なし	出血に伴う頻呼吸・SpO₂低下あり。肺の異常所見はない	★酸素投与 ▶Point 2
	循環	●脈拍数：120回/分、微弱 ●血圧：92/48mmHg ●その他：末梢冷汗・湿潤あり	出血に伴い、意識レベル低下や呼吸・循環動態悪化が起こりやすく、対応が必要 ショック徴候あり	状態悪化に備えた準備 ▶Point 3 ★モニタ装着 ★ルート確保 ★気管挿管準備
	意識	●意識はあるがぼんやりしている ●受け答えは可能だが動揺気味	循環維持ができないとレベル低下に陥る可能性あり	★意識レベルの経時的評価 ★不安の軽減 ▶Point 4
	外観	●顔面蒼白 ●下血はなし ●吐血の色調は暗紅色	出血原因検索の必要あり。既往歴も含めて原因把握が必要 出血に対して輸血療法を行う可能性あり	★検査（採血、緊急内視鏡） ★問診 ▶Point 5

医師へ報告・初期対応と追加指示を確認

> 急変の原因とKeyword
> ● 吐血
> ● 心窩部痛

★口内吸引　★体位調整（側臥位）　▶Point 1

　口からの血液吐出の原因は、吐血・喀血・口鼻腔の出血が考えられる。いずれも血液による気道閉塞リスクが高い。鼻腔吸引は出血を引き起こしやすいため避け、口腔吸引によって口腔内貯留物を除去し、口鼻腔の出血がないか観察する。

　意識障害に伴う舌根沈下や吐物による気道閉塞リスクがあるため、側臥位などに体位変換する。

★酸素投与　▶Point 2

　出血に伴う循環血液量減少やヘモグロビン濃度低下による酸素運搬能低下が起こるため、SpO$_2$値などで評価しながら酸素投与を開始する。

★状態悪化に備えた準備　▶Point 3

1）気管挿管準備
　呼吸不全が顕著になる場合や、吸引・体位管理で気道確保が困難となる場合は、気管挿管を行う。

2）モニタ装着
　血圧は90mmHg以上だが、蒼白、微弱な脈拍、冷汗、虚脱（ぼんやりした様子）が見られ、ショッ

ク状態と考えられる。循環変動に備えてモニタリングを開始する。

3）ルート確保
　輸血の可能性を考慮し、できるだけ太いゲージで2か所以上のルート確保を行い、乳酸リンゲル液などで輸液を開始する。

　輸液への反応やHb低下など、患者の状態にあわせて血漿増量薬・輸血・アルブミン製剤などを投与して循環の安定に努める。ショックの離脱が困難な場合、昇圧薬投与も行う。

★意識レベルの経時的評価　★不安の軽減　▶Point 4

　ショックに伴う意識障害が起こりうる。経時的に意識レベルを評価し、異常の早期発見に努める。

　突然の吐血は、心理的不安が強くなりやすいため、不安の軽減に努める。

★検査準備（採血、緊急内視鏡）　★問診　▶Point 5

　吐血の原因には胃十二指腸潰瘍、食道静脈瘤、胃・食道がん、マロリーワイス症候群などがある。潰瘍を形成しやすいNSAIDs（エヌセーズ）の服用歴や飲酒歴なども、既往歴とともに把握する。

　採血では、肝機能・凝固能など吐血の原因となりうる数値も確認する。

　内視鏡検査での出血部位の診断率は95％ともいわれ、必要不可欠な処置である。

ワンポイントレクチャー　ショックの5徴候（5P）

　ショック時には以下の症状が見られることが多い。これらの症状は、急変のサインである。

● **pallor（蒼白）**
皮膚や粘膜の血管が収縮し、四肢や顔色が蒼白で、冷たくなる

● **prostration（虚脱）**
脳血流の減少による脳虚血からの意識障害。落ち着きなく多弁→不穏→うつろな表情・無意欲→意識消失となる

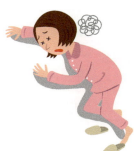

● **pulselessness（脈拍触知困難）**
組織への血流を維持しようと心拍数が増加するが、頻脈で心拍出量が少ないので、末梢動脈触知が困難となる

● **pulmonary deficiency（呼吸不全）**
組織への低酸素、代謝性アシドーシス、肺コンプライアンスの低下により起こる

● **perspiration（冷汗）**
交感神経の過緊張により、全身の皮膚が冷たく、じっとり湿潤している

文献
1）黒田啓子：CASE16暗紅色の血が口から噴き出た！．佐藤憲明編著，場面別急変対応マニュアル．照林社，東京，2011：136-143.
2）金井尚之：主訴・症状から考えられる疾患早わかりMAP 吐下血．エマージェンシー・ケア2012；夏期増刊：62-65.

1 「徴候・症状」からみる急変時対応

おむつ交換時に大量下血を発見した

山口真由美

症例

数日前よりふらつきがあり、ベッドからの昇降も困難となったため、おむつを使用していた患者。「便が出た」とナースコールがあり、おむつを開けたところ、大量の下血を発見した。「まだ便が出そう」と落ち着かないが、意思疎通は可能。腹痛はないが、腹部膨満感と下腹部軽度緊満あり。

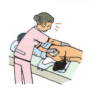

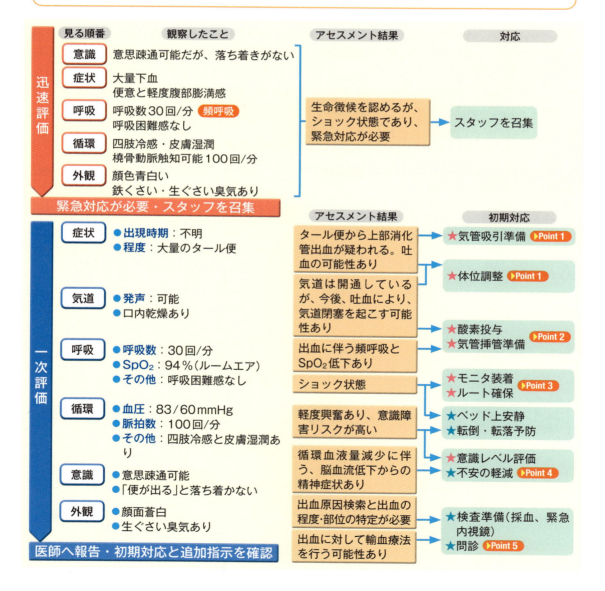

見る順番	観察したこと	アセスメント結果	対応
迅速評価 意識	意思疎通可能だが、落ち着きがない	生命徴候を認めるが、ショック状態であり、緊急対応が必要	スタッフを召集
症状	大量下血 便意と軽度腹部膨満感		
呼吸	呼吸数30回/分 **頻呼吸** 呼吸困難感なし		
循環	四肢冷感・皮膚湿潤 橈骨動脈触知可能100回/分		
外観	顔色青白い 鉄くさい・生ぐさい臭気あり		

緊急対応が必要・スタッフを召集

見る順番	観察したこと	アセスメント結果	初期対応
一次評価 症状	●出現時期：不明 ●程度：大量のタール便	タール便から上部消化管出血が疑われる。吐血の可能性あり	★気管吸引準備 ▶Point 1 ★体位調整 ▶Point 1
気道	●発声：可能 ●口内乾燥あり	気道は開通しているが、今後、吐血により、気道閉塞を起こす可能性あり	★酸素投与 ★気管挿管準備 ▶Point 2
呼吸	●呼吸数：30回/分 ●SpO₂：94％（ルームエア） ●その他：呼吸困難感なし	出血に伴う頻呼吸とSpO₂低下あり	
循環	●血圧：83/60mmHg ●脈拍数：100回/分 ●その他：四肢冷感と皮膚湿潤あり	ショック状態	★モニタ装着 ▶Point 3 ★ルート確保
意識	●意思疎通可能 ●「便が出る」と落ち着かない	軽度興奮あり、意識障害リスクが高い 循環血液量減少に伴う、脳血流低下からの精神症状あり	★ベッド上安静 ★転倒・転落予防 ★意識レベル評価 ★不安の軽減 ▶Point 4
外観	●顔面蒼白 ●生ぐさい臭気あり	出血原因検索と出血の程度・部位の特定が必要 出血に対して輸血療法を行う可能性あり	★検査準備（採血、緊急内視鏡） ★問診 ▶Point 5

医師へ報告・初期対応と追加指示を確認

急変の原因とKeyword

- ●下血
- ●数日前からのふらつき

▶Point 1
★気管吸引準備　★体位調整

上部消化管出血の場合、出血量50〜100mL程度では黒色便、400〜500mL程度ではタール便として排泄される。

暗赤色は上・下部消化管出血で見られ、出血部位が肛門に近づくにつれて鮮紅色に近くなる。

上部消化管出血が考えられる場合、吐血の可能性も考慮して気管吸引の準備と体位調整を行う。

▶Point 2
★酸素投与　★気管挿管準備

出血による循環血液量減少や、ヘモグロビン濃度の低下による酸素運搬能低下が予測されるため、SpO$_2$などで評価しながら酸素投与を開始する。

呼吸状態が不安定な場合や、意識障害・吐血などで気道確保が困難な場合は、気管挿管を行う。

▶Point 3
★モニタ装着　★ルート確保

モニタ装着下で循環動態の観察を行う。

輸血を行う可能性も考慮して、できるだけ太いゲージで2か所以上ルートを確保し、細胞外液輸液を開始する。状況に応じて血漿増量薬・輸血・アルブミン製剤などの投与や、昇圧薬投与も行われる。

この患者はショック状態にあり、安静保持と尿量観察のために膀胱留置カテーテルを挿入する。ショックに伴う急性腎不全にも注意を払う。

▶Point 4
★意識レベル評価　★不安の軽減

ショックに伴う脳血流低下から脳機能の抑制が生じ、意識障害やせん妄を起こす可能性がある。

突然の下血による動揺・不安も生じやすいため、意識レベルの確認とともに状況説明を行う。

▶Point 5
★検査準備（採血、緊急内視鏡）　★問診

下血の原因には、胃十二指腸潰瘍、消化器系がん、潰瘍性大腸炎、感染性腸炎、クローン病などがある。潰瘍形成の原因となるNSAIDs[*1]服用歴、家族歴なども把握する。

採血で、貧血の程度、腎・肝機能障害や凝固能異常などの原因検索や、ショックの合併症評価も行う。

エコー・X線・CT・緊急内視鏡検査によって出血部位の特定を行う。

■吐血と下血

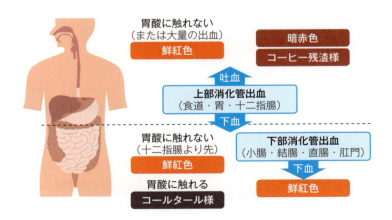

文献
1）西塔依久美：CASE17黒い便が続いている！．佐藤憲明編著，場面別急変対応マニュアル，照林社，東京，2011：144-151.
2）金井尚之：主訴・症状から考えられる疾患早わかりMAP 吐下血．エマージェンシー・ケア2012（夏期増刊）：62-65.

＊1　NSAIDs（non steroidal anti inflammatory drugs）：非ステロイド性消炎鎮痛薬

狭心症の患者がめまいを訴えた

枡田ゆかり

症例

狭心症、糖尿病、糖尿病性腎症で外来通院中の患者が、めまいを主訴に入院した。

入院後、労作時のめまいを訴え、ナースコール。訪室すると、顔色が悪く、反応が鈍い。検脈すると、脈が極端に少ない。

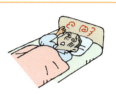

見る順番	観察したこと	アセスメント結果	対応
迅速評価			
意識	もうろうとしている		
症状	めまい	生命徴候を認めるが、症状を伴う徐脈であり、緊急対応が必要	スタッフを召集
呼吸	安静		
循環	脈拍数32回/分　**徐脈** 動脈触知可能		
外観	顔面蒼白		

緊急対応が必要・スタッフを召集

見る順番	観察したこと	アセスメント結果	初期対応
一次評価			
症状	●**出現時期**：労作時 ●**程度**：身動きとれないほどのめまい		
気道	●**発声**：可能	気道開通	
呼吸	●**呼吸数**：15回/分 ●**副雑音**：聴取なし ●**胸郭挙上・換気音**：左右差なし ●**その他**：異常呼吸パターンなし	肺の異常を示す所見なし	
循環	●**脈拍数**：32回/分 ●**血圧**：88/40mmHg ●**その他**：末梢冷感あり	ショックの所見あり	★モニタ心電図、12誘導心電図 ▶Point 1 ★ルート確保 ▶Point 2 ★電気的除細動の準備 ★経皮ペーシング、体外式ペースメーカーの準備
意識	●レベル低下（JCS 20）	意識レベルの低下あり	★安静保持 ▶Point 3
外観	●顔面蒼白	循環の維持と原因検索が必要	★採血準備 ▶Point 4

医師へ報告・初期対応と追加指示を確認

★モニタ心電図・12誘導心電図 ▶Point 1

本症例のように、狭心症のある患者が、労作時のめまいと徐脈を呈した場合、急性冠症候群による不整脈が疑われる。高度の徐脈では、血圧低下による脳循環減少により、めまい・意識レベル低下・失神・けいれんが生じ、生命危機状態となる。

心臓に原因がある失神をアダムスストークス症候群という。脈拍が正常状態に戻れば、脳循環も改善して意識レベルは回復する。原因となる不整脈には、洞機能不全症候群、Mobitz Ⅱ型房室ブロック、Ⅲ度房室ブロック、高度房室ブロック、心室頻拍、心室細動などがある。不整脈の鑑別のため、モニタ心電図の継続・12誘導心電図を実施する。

★ルート確保 ▶Point 2

本症例の患者には、徐脈がある。抗不整脈薬の投与による薬物治療のため、また、致死的不整脈に移行した際すみやかに対応できるよう、ルートを確保する。

高度の徐脈では、薬物治療の実施と同時にペーシング（経皮ペーシング・体外式ペースメーカー挿入）の準備をする。また、QT延長から心室頻拍・心室細動が誘発されることがあるため、電気的除細動も準備する。

心臓血管カテーテル室で経静脈的に体外式ペースメーカーを挿入し、冠動脈造影をして急性冠症候群の診断をする。

★安静保持 ▶Point 3

アダムスストークス症候群では、徐脈により意識レベルの低下を引き起こす危険性があるため、ベッド上仰臥位で安静状態にする。

★採血準備 ▶Point 4

不整脈は、急性冠症候群による合併症のほか、電解質異常によって誘発されることがある。このため、電解質値の確認と必要な補正を実施するため、採血を実施する。

ワンポイントレクチャー　高カリウム血症による徐脈

この患者には糖尿病性腎症がある。腎機能障害による電解質異常で高カリウム血症（血清カリウム値＞5.5mmol/L）となると、徐脈となることがある。高カリウム血症では「テントT（T波の尖鋭化）」と呼ばれる特徴的な心電図波形が出現する。

高カリウム血症は、未治療であると、房室ブロックや心室細動、心静止をきたす危険性がある。特に、電解質異常をきたす脱水、腎障害、大量輸血、外傷・熱傷などによる細胞破壊や横紋筋融解・挫滅のある場合は、血清カリウム値と心電図波形の変化に注意する。

高カリウム血症による徐脈の場合は、体外式ペースメーカーの挿入、GI療法、緊急透析を行う。

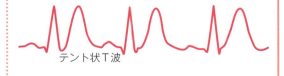

テント状T波

文献
1）中村恵子, 柳澤厚生編, ナースのためのNEW心電図の教室, 学研メディカル秀潤社, 東京, 2005：6-15.
2）谷村伸一：心電図モニター. へるす出版, 東京, 2004.
3）遠藤みどり：クリティカルな患者の腎機能・体液異常状態と看護. 池松裕子編著, クリティカルケア看護の基礎, メヂカルフレンド社, 東京, 2003：163-186.

1 「徴候・症状」からみる急変時対応

心不全の患者が脱力感を訴えた

山口真由美

症 例

拡張型心筋症既往がある患者。感冒症状と食欲低下、下肢の浮腫、呼吸困難感で緊急入院し、心胸比拡大と胸水貯留から心不全と診断された。利尿薬を増量し、膀胱留置カテーテルを挿入（600mL/12時間の流出あり）。体重は減少（入院時体重＋4kg→通常時体重−1kgまで減少）したが、全身の脱力感と口渇を訴えた。

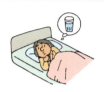

見る順番	観察したこと	アセスメント結果	対応
迅速評価 意識	ぼんやりしている	生命徴候を認め、ショック徴候もない。ただし、意識レベル低下と神経症状があるため、緊急対応が必要	スタッフを召集
症状	全身脱力感、口渇		
呼吸	呼吸困難感なし 呼吸速迫なし		
循環	脈拍数98回/分　リズム不整なし		
外観	口腔内乾燥あり		

緊急対応が必要・スタッフを召集

見る順番	観察したこと	アセスメント結果	初期対応
一次評価 症状	●出現時期：入院前から ●程度：著明な口渇と脱力感	脱力感が脳神経・代謝系異常によるものでないか確認必要	★検査準備（採血、頭部CT、エコー）▶Point 1
気道	●発声：可能	口渇と口内乾燥著明。利尿薬増量からの脱水を考慮。電解質・心機能の評価が必要	★IN/OUTチェック
呼吸	●呼吸数：20回/分 ●SpO₂：96%（ルームエア） ●X線所見：両側胸水減少・心胸比55% ●その他：労作時の呼吸困難感は軽減	心不全に伴う低酸素血症・心負荷軽減のため酸素投与が必要。また、呼吸不全に陥る可能性あり	★酸素投与 ★NPPV・気管挿管準備 ▶Point 2
循環	●脈拍数：98回/分 ●血圧：92/70mmHg ●その他：皮膚冷感なし	利尿薬による前負荷減少から心拍出量減少による血行動態変調をきたす可能性がある	★モニタ装着 ★ルート確保 ★薬剤・補液負荷の準備 ▶Point 3
		脱水に伴う頻脈・脈圧低下と考えられる	
意識	●意識はある ●ぼんやりしている	心肺負荷を回避する必要がある	★ベッド上安静 ★転倒・転落予防
外観	●皮膚乾燥あり ●下肢の浮腫が軽度残存	意識清明ではなく、転倒転落リスクがある	

呼吸数の SpO_2：96%（ルームエア）

医師へ報告・初期対応と追加指示を確認

★検査準備（採血、頭部CT、エコー） ▶Point 1

　心不全患者は、体液調整能が低下している。そのため、本症例のように、利尿薬増量や飲水・塩分制限などを契機として脱水になりやすい。脱水は、食欲低下・下痢によっても生じうるため、脱水の程度・電解質バランス異常の有無を確認する必要がある。

　また、脱力感の原因が、脳神経系の異常や代謝異常（低血糖など）でないか、原因検索を行う。

★酸素投与　★NPPV・気管挿管準備 ▶Point 2

　脱水治療のために補液が開始された場合、拡張型心筋症・心不全に伴う心機能低下から、うっ血に陥る可能性がある。

　心不全に伴う低酸素血症・心負荷軽減のためにも酸素投与を行う。同時に、補液による呼吸状態の変調（肺水腫の出現など）があればNPPV[*1]を導入できるよう準備を進めておく。

★ルート確保　★薬剤・補液負荷の準備 ▶Point 3

　心不全では体液量と心機能（心拍出量）に応じた治療が重要である。

　うっ血所見があるときは、心肺負荷軽減のため利尿薬を投与するが、過度に水分喪失が起こると脱水に傾く。高度右心不全で低心拍出量となっている場合、血管拡張薬や利尿薬で前負荷を取り除くとLOS（低心拍出量症候群）[*2]を引き起こす可能性もある。

　血行動態分類として有名なのはForrester分類（フォレスター）だが、慢性心不全の場合は、非侵襲的に評価が可能なNohria/Stevenson分類（ノーリア/スティーブンソン）が適している。

　うっ血所見が改善傾向にあり、脈圧低下・意識レベルの軽度低下を認める本症例は「L（cold & dry）」と考えられ、低還流の改善を目標に補液負荷を開始する。

　高度な低還流所見がある場合には強心薬の使用も考慮する。

■ Nohria/Stevenson分類

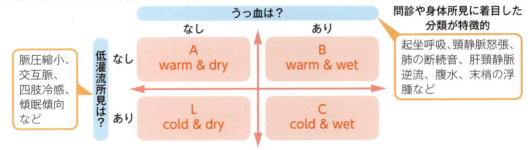

Nohria A, Lewis E, Stevenson LW. Medical management of advanced heart failure. *JAMA* 2002；287（5）：628-640.

文献
1) 岩谷美貴子：心不全．重症集中ケア 2011；10（5）：30-36.
2) 安藤博彦：心不全にはとりあえずラシックス使っとけばOK？．薬事 2014；56（2）：57-61.
3) 奥田拓史, 阿部倫明, 清元秀泰：救急・ICUでの利尿薬の使い方．レジデントノート 2014；15（16）：2932-2939.
4) 古澤健司：重症心不全患者のマネジメント．レジデントノート 2012；14（12）：2306-2317.
5) 田部井薫：心不全と脱水症．治療 1999；81（7）：65-74.
6) 多田祐子, 阿古潤哉：心疾患患者さんに起こりうる急変とその対応．ハートナーシング 2010；23（7）：18-25.

＊1　NPPV（noninvasive positive pressure ventilation）：非侵襲的陽圧換気
＊2　LOS（low output syndrome）：低心拍出量症候群

1 「徴候・症状」からみる急変時対応

硬膜外カテーテル挿入中の患者が、足のしびれを訴えた

三浦敦子

症例

開腹術を受け、硬膜外カテーテルから鎮痛薬持続投与中の患者が「足がしびれて、動かしにくい」と訴えた。意識清明、脈拍数80回/分、呼吸数20回/分、SpO₂ 100％（インスピロン®ネブライザー 8L/分・40％）。両下肢が脱力しており、伸展外旋位になっている。

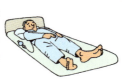

見る順番		観察したこと	アセスメント結果	対応
迅速評価	意識	会話可能	生命徴候を認め、ショック徴候もない。ただし、神経症状があるため、迅速な対応が必要	スタッフを召集
	症状	下肢のしびれ		
	呼吸	穏やかで正調		
	循環	脈拍数80回/分 脈拍触知良好		
	外観	両下肢に脱力あり、伸展外旋位 両上肢は普通に動かせる		

緊急対応が必要・スタッフを召集

見る順番		観察したこと	アセスメント結果	初期対応
一次評価	症状	● 出現時期：術後帰室から約6時間後 ● 範囲と程度：両大腿～足先の知覚鈍麻、しびれ、脱力感		
	気道	● 発声：可能 ● 嗄声・喘鳴なし	気道開通	
	呼吸	● 呼吸数：20回/分、規則的 ● 胸郭運動：正常、左右差なし ● 呼吸音：正常、副雑音なし ● SpO₂：100％（酸素投与下）	術後酸素投与中で酸素化は良好。その他、呼吸状態の異常所見なし	
	循環	● 血圧：110/72mmHg ● 脈拍数：80回/分 ● その他：四肢末梢温感あり、皮膚色良好・湿潤なし	循環異常を示す所見なし	
	意識	● GCS 15	意識清明	
	外観	● 硬膜外カテーテルから薬剤投与中 ● 両下肢は伸展、軽度外転し外旋位	自力で良肢位を保つことが困難	★ 体位調整 ▶Point 1 ★ 原因検索と対処 ▶Point 2

医師へ報告・初期対応と追加指示を確認

急変の原因とKeyword

- ●薬剤による神経障害
- ●硬膜外カテーテル挿入中

★体位調整 ▶Point 1

この患者には神経障害が出現しており、患者自身で肢位を整えることが難しいため、看護師で良肢位を保持する必要がある。

下肢が外転・外旋した状態が続くと、腓骨神経が圧迫されて腓骨神経麻痺を生じることがある。腓骨神経麻痺では、足関節や足趾の背屈が制限されるため、歩行に影響を及ぼし、患者のADLを縮小してしまう恐れがある。これを予防するためには、臥床時に下肢外旋による腓骨頭の圧迫を避け、良肢位を保つポジショニングが重要である。

★原因検索と対処 ▶Point 2

この患者の場合、術後に発症した下肢に限局する神経障害であるため、硬膜外麻酔の影響がある

■良肢位を保つポジショニング

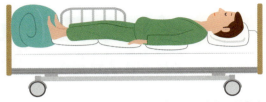

- ●膝関節が中間位（内旋・外旋0度）になるよう、殿部から大腿にタオルやクッションを入れて外旋を予防する
- ●足関節が中間位（背屈・底屈0度）になるよう、足底に大きめのクッションなどを入れて足底全体を支えられるようにする

と考えられる（ワンポイントレクチャー 参照）。そのため、医師に報告した際「硬膜外からの薬剤投与を中止する」の指示が出る可能性が高い。薬剤中止後は、神経症状が軽減しているかを注意して観察する。

持続鎮痛が中止されると、疼痛が増強する恐れがあるため、代替となる疼痛コントロールの指示を医師に確認しておく必要がある。

ワンポイントレクチャー　脊椎麻酔・硬膜外麻酔後の神経障害

脊椎麻酔や硬膜外麻酔の術後には、まれに、穿刺時の神経損傷がなくても神経症状が出現することがある。症状には、殿部や下肢のしびれ・痛みなどの知覚障害、運動麻痺、排尿障害などがあり、硬膜外投与される薬剤（特に局所麻酔薬）の影響によるものが多い。

薬剤による神経障害の多くは一過性であり、数日以内に症状が消失することが多い。ただし、なかには硬膜外血腫など不可逆性の障害を残すものもあるため、症状の変化の有無を注意して観察する必要がある。

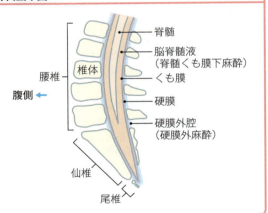

文献
1）齊藤洋司：硬膜外麻酔．吉村望監修，標準麻酔科学 第4版，医学書院，東京，2002.
2）比嘉達也，垣花学：PCEAに伴う副作用対策．日本臨床麻酔学会誌2010；30（5）：892-896.

1 「徴候・症状」からみる急変時対応

イレウスチューブ挿入中、尿量が急に減った

三浦敦子

症例

イレウスで前日入院し、イレウスチューブ留置中の患者。朝から17時まで尿意がなく、一度も排尿していない。導尿すると、褐色尿100mLの流出を認めた。入院時から絶飲食で、補液は80mL/時で持続投与中。腹痛・嘔気が持続し、朝と昼の2回、水様物を嘔吐している。イレウスチューブからの排液は朝6時からで1,800mL。脈拍数110回/分、呼吸数30回/分。訪室したところ、患者はもうろうとした状態であった。

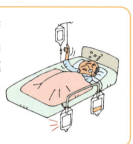

見る順番		観察したこと	アセスメント結果	対応
迅速評価	意識	声かけに返答あるが反応が鈍い	生命徴候を認めるが、ショック状態であり、緊急対応が必要	スタッフを召集
	症状	腹痛、嘔気、倦怠感		
	呼吸	呼吸数30回/分　頻呼吸		
	循環	脈拍数110回/分、触知弱め　末梢冷感あり		
	外観	顔色不良		

緊急対応が必要・スタッフを召集

			アセスメント結果	初期対応
一次評価	症状	● **出現時期**：前夜から尿意なし、下腹部の膨満なし ● **程度**：排液量（1,800mL/11時間）＞輸液量（80mL/時）	マイナスバランス、脱水	★補液の準備　▶Point 1
	気道	● **発声**：可能 ● 嗄声・喘鳴なし	気道開通	
	呼吸	● **呼吸数**：30回/分、浅くて速い ● **呼吸音**：正常、副雑音なし ● **SpO₂**：90％（ルームエア）	頻呼吸、低酸素あり	★酸素投与　▶Point 2
	循環	● **血圧**：90/70mmHg ● **脈拍数**：110回/分 ● **その他**：四肢末梢冷感あり、チアノーゼや皮膚湿潤なし	ショック徴候あり	★モニタ装着
	意識	● GCS 14点（E4V4M6） ● 質問への反応がやや遅い	意識レベル軽度の悪化あり。注意して経過観察	
	外観	● 導尿100mL（褐色尿） ● 身の置き場がないようで体位を頻繁に変え、ときどきチューブを引っ張っている	意識混濁あり、周囲への注意が低下	★転落防止、チューブ・ルート類管理　▶Point 3

医師へ報告、患者の安全確保と追加指示の確認

急変の原因とKeyword

● 腎不全の発症

● 乏尿　● 脱水

★補液の準備　▶Point 1

　この患者の水分出納（朝6時から11時間）は、水分摂取量は補液のみ880mL、水分喪失量はイレウスチューブの排液1800mL＋導尿（100mL）＋2回分の水様性吐物（量不明のため＋αとする）で1900mL＋αとなり、1L以上のマイナスバランスになっている。脱水により循環血液量が減少し、腎前性腎不全を引き起こしたと考えられるため、すみやかに医師に報告し、補液投与する必要がある。

　繰り返す嘔吐や下痢は、患者の体液・電解質バランスを崩す原因になるため、重さや量を測定し、水分出納をチェックする必要がある。また、発熱や発汗による不感蒸泄についても考慮する。

★酸素投与　▶Point 2

　患者は、循環血液量減少性ショックによって体内の酸素受給バランスが崩れ、低酸素血症（SpO$_2$ 90％）をきたしている。

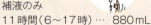

■水分出納（IN/OUT）の見方

IN（水分摂取量）
● 補液のみ
　11時間（6〜17時）… 880mL

OUT（水分喪失量）
● イレウスチューブの排液量
　11時間（6〜17時）　1,800mL
● 導尿（少量）…………… 100mL
● 2回分の水様性…………… ＋α
　吐物（量不明）

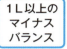

1L以上の
マイナス
バランス

　酸素療法を鼻カニューレで開始し、SpO$_2$値や呼吸状態・意識状態の変化に注意して、必要に応じて投与量を増減する。

★転落防止、チューブ・ルート類管理　▶Point 3

　意識状態の悪化に伴い、患者は周囲への注意が低下しているため、ベッドからの転落やチューブ類誤抜去のリスクがある。

　ベッド柵を追加して転落を防止し、チューブ・ルート類が引っ張られないよう配置を工夫し、肌への固定も強化しておく必要がある。

ワンポイントレクチャー　急性腎不全の分類

分類	機序	主な原因
腎前性腎不全	循環血液量減少や心拍出量減少により腎血流が低下して生じる。腎臓そのものに異常はないが、この状態が長く続くと急性尿細管壊死を引き起こし、腎実質にも障害をきたす	大量出血 脱水、重度熱傷 ショックなど
腎性腎不全	腎実質（糸球体や尿細管など）の急性障害によって生じる。障害部位により腎血管性、糸球体性、尿細管性、間質性に分けられる	急性糸球体腎炎 腎前性腎不全の悪化・遷延 腎毒性薬剤使用など
腎後性腎不全	腎臓より後方の尿路（尿管・膀胱・尿道）の閉塞や通過障害によって生じる	両側尿管閉塞 膀胱腫瘍 前立腺肥大など

文献
1）新井正徳：急性腎不全．早川弘一，髙野照夫，髙島尚美編，ICU・CCU看護，医学書院，東京，2013：220-227.
2）田邉一成：腎不全．赤座英之監修，並木幹夫，堀江重郎編，標準泌尿器科学第9版，医学書院，東京，2014：171-182.

1 「徴候・症状」からみる急変時対応

輸血中の患者に発疹が出た

福田昌子

症例

貧血のため輸血を施行している患者。輸血開始から2時間後「胸のあたりが痒くなってきた。手にボツボツが出てきた気がする」とナースコール。胸部の掻痒感と、上肢〜胸部にかけて発疹あり。呼吸困難、喘鳴なし。脈拍数は82回/分。

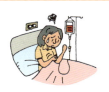

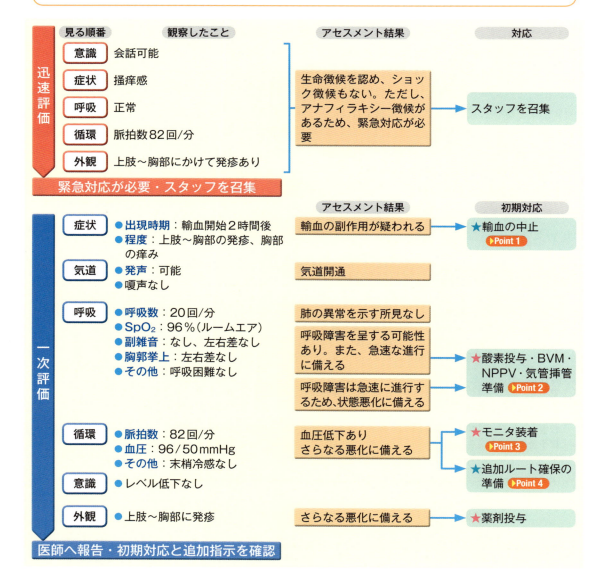

見る順番	観察したこと	アセスメント結果	対応
迅速評価 意識	会話可能	生命徴候を認め、ショック徴候もない。ただし、アナフィラキシー徴候があるため、緊急対応が必要	スタッフを召集
症状	掻痒感		
呼吸	正常		
循環	脈拍数82回/分		
外観	上肢〜胸部にかけて発疹あり		

緊急対応が必要・スタッフを召集

	観察したこと	アセスメント結果	初期対応
一次評価 症状	●出現時期：輸血開始2時間後 ●程度：上肢〜胸部の発疹、胸部の痒み	輸血の副作用が疑われる	★輸血の中止 ▶Point 1
気道	●発声：可能 ●嗄声なし	気道開通	
呼吸	●呼吸数：20回/分 ●SpO$_2$：96％（ルームエア） ●副雑音：なし、左右差なし ●胸郭挙上：左右差なし ●その他：呼吸困難なし	肺の異常を示す所見なし	
		呼吸障害を呈する可能性あり。また、急速な進行に備える	★酸素投与・BVM・NPPV・気管挿管準備 ▶Point 2
		呼吸障害は急速に進行するため、状態悪化に備える	
循環	●脈拍数：82回/分 ●血圧：96/50mmHg ●その他：末梢冷感なし	血圧低下ありさらなる悪化に備える	★モニタ装着 ▶Point 3 ★追加ルート確保の準備 ▶Point 4
意識	●レベル低下なし		
外観	●上肢〜胸部に発疹	さらなる悪化に備える	★薬剤投与

医師へ報告・初期対応と追加指示を確認

急変の原因とKeyword

● 輸血副作用
● アナフィラキシー

★輸血の中止 ▶Point 1

　輸血開始後に掻痒感が出現しているため、輸血副作用を一番に疑う。すみやかに輸血を止め、最短ルートで生理食塩液などの輸液（各施設の手順に従う）に切り替え、ただちに医師に報告する。

　継続して別の輸血を実施する場合は、必ず輸液セットごと交換する（残存血液が少量でも患者に注入されると重大な反応を招く可能性があるため）。

★酸素投与・BVM・NPPV・気管挿管準備 ▶Point 2

　現在、この患者に呼吸困難は出現していないが、症状進行に伴い呼吸障害をきたす可能性があるため、酸素投与の準備を行う。

　呼吸状態悪化が進む場合は、補助呼吸とともに気管挿管とNPPV*3の両方を準備しておく。

★モニタ装着 ▶Point 3

　輸血副作用の多くは軽症〜中等症だが、まれに

■輸血による副作用と出現する症状

> 赤字はこの患者に見られる症状

● 発熱性非溶血性輸血副作用：輸血後2時間以内もしくは1℃体温上昇、悪寒
● 細菌汚染：発熱、悪寒、敗血症
● 輸血関連急性肺障害（TRALI）：発熱、悪寒、チアノーゼ、低血圧に付随した呼吸障害
● 輸血関連循環負荷（TACO）：呼吸困難、強い頭痛、末梢の浮腫、うっ血性心不全の徴候
● 急性溶血反応：発熱、悪寒、嘔気、呼吸苦、ヘモグロビン症、頻脈、低血圧、腎不全、DIC
● 蕁麻疹反応：潮紅、蕁麻疹、掻痒感
● アナフィラキシー：全身性潮紅、呼吸苦、喘鳴、胸痛、低血圧、嘔気、腹部けいれん、意識消失

　TRALI（輸血関連急性肺障害）*1やTACO（輸血関連循環負荷）*2など重症な副作用が出現することがある。アナフィラキシーショックやTRALIでは、急速に症状が進行する可能性もある。

　本症例では軽度の血圧低下が見られ、今後、急速に循環障害をきたす可能性があるため、モニタを装着し、症状の出現と経過に注意する。

★追加ルート確保の準備 ▶Point 3

　複循環動態が維持できない場合は、複数のルート確保が必要となるため準備しておく。

ワンポイントレクチャー ｜ **時に重篤となる輸血副作用**

■輸血後GVHD（移植片対宿主病）*4

　遅発性の副作用ではGVHDに注意が必要である。GVHDは、輸血用血液中の供血者のリンパ球が生着し、患者HLA抗原を認識して急速に増殖した結果、患者の体組織を障害することで生じる。原病に免疫不全のない患者でも、HLA一方適合を主要な条件として発症する。輸血後1〜2週間で発熱・紅斑が出現し、肝障害・下痢・下血が続いた後、最終的には骨髄無形成・汎血球減少症、多臓器不全を呈し、輸血後1か月以内にほとんどの症例が死亡する。

■呼吸障害を伴う重篤な副作用

　TRALIは、輸血中〜輸血後6時間以内に生じる低酸素血症・両肺野の浸潤を伴う急性呼吸困難である。治療としては、解熱・抗ヒスタミン薬・酸素投与、輸液、人工呼吸、血管収縮薬投与が行われる。

　TACOは、多くは輸血後6時間以内に生じる循環負荷による心不全である。急性呼吸不全、頻脈、血圧上昇、胸部X線上急性肺水腫（または悪化）、水分バランス超過のうち4つ以上が該当する。治療としては、酸素・利尿薬投与が行われる。

文献
1) Wiegand DJLM, Carlson KK編, 卯野木健監訳：AACNクリティカルケア看護マニュアル 原著第5版. エルゼビア・ジャパン, 東京, 2007：725-731.
2) 東京大学医学部附属病院看護部監修：ナーシング・スキル日本版. https://nursingskills.jp/［2016年4月5日アクセス］.

＊1　TRALI（transfusion related acute lung injury）：輸血関連急性肺障害　　＊3　NPPV（noninvasive positive pressure ventilation）：非侵襲的陽圧換気
＊2　TACO（transfusion associated circulatory overload）：輸血関連循環過負荷　　＊4　GVHD（graft versus host disease）：移植片対宿主病

1 「徴候・症状」からみる急変時対応

術後、急激に体温が上昇して 40℃を超えた

三浦敦子

症例

全身麻酔術後患者。帰室時は体温37.2℃だったが、1時間後、40℃に上昇。傾眠状態で、皮膚湿潤と顔面紅潮を認めた。モニタでは、心拍数120回/分、PVC（心室性期外収縮）*1 頻発、呼吸数30回/分、酸素投与5L/分（フェイスマスク）でSpO$_2$ 93％であった。

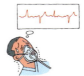

見る順番		観察したこと	アセスメント結果	対応
迅速評価	意識	声をかけると開眼するが傾眠傾向	生命徴候を認め、ショック徴候もない。ただし、異常な高体温であり意識状態も不良のため、緊急対応が必要	スタッフを召集
	症状	急激な体温上昇		
	呼吸	呼吸数30回/分、速迫 **頻呼吸**		
	循環	心拍数120回/分 **頻脈** PVC頻発（8回/分）、皮膚湿潤あり		
	外観	顔面紅潮		

緊急対応が必要・スタッフを召集

			アセスメント結果	初期対応
一次評価	症状	●**出現時期**：帰室後1時間で2.8℃体温上昇 ●**程度**：腋下温で40℃	異常な高体温	
	気道	●舌根沈下なし、喘鳴なし	気道開通	
	呼吸	●**呼吸数**：30回/分、速迫 ●**胸郭運動**：左右差なし ●**呼吸音**：清明、副雑音なし ●**SpO$_2$**：93％（酸素投与下）	異常呼吸（過呼吸）・低酸素あり、呼吸のさらなる悪化に備える	★酸素増量・BVM準備 ▶Point 1
	循環	●**血圧**：85/70mmHg ●**脈拍数**：120回/分 触知弱い ●**その他**：単発のPVCが8回/分あり、四肢温感・体幹の熱感あり、皮膚湿潤あり	ショック徴候、PVC頻発あり致死的不整脈の出現に備える	★救急カート・AED・除細動準備 ▶Point 2
	意識	●JCS 10、GCS 13点（E3V4M6） ●問いかけに返事はあるが、刺激をやめると眠ってしまう ●日付・場所・状況の見当識障害あり	麻酔の影響だけでなく意識レベル低下も考え、注意が必要	★意識レベル・神経学的所見の観察 ▶Point 3
	外観	●顔面紅潮、腋下温 40.0℃	高体温	★体表冷却・薬剤準備 ▶Point 4

医師へ報告・初期対応と追加指示を確認

急変の原因とKeyword

- ●悪性高熱症
- ●全身麻酔術後

★酸素増量・BVM準備 ▶Point 1

　この患者は、術後の急激な体温上昇（1時間に2℃以上）とともに、頻脈・不整脈を認めることから、悪性高熱症が疑われる。

　悪性高熱症は、全身麻酔の重篤な合併症の1つである。骨格筋の異常な代謝亢進によって酸素が大量に消費されるため、低酸素血症が進行する。

　この患者にはSpO_2の低下があるため、投与を増量し、有効な呼吸が行えているかを観察する。また、必要時すぐに補助呼吸が行えるようBVM[*2]も準備する。

★救急カート・AED・除細動器準備 ▶Point 2

　PVCが頻発しており、心室頻拍などの致死的不整脈が出現する恐れがあるため、AED[*3]や除細動器、救急カートを準備し、不整脈に注意する。

　また、医師報告時に抗不整脈薬の使用について確認し、指示に従い薬剤を準備する。

★意識レベル・神経学的所見の観察 ▶Point 3

　この患者は、全身麻酔による術直後である。そのため、意識混濁の原因が、麻酔薬の影響なのか、意識状態悪化なのか判断が難しい。

　瞳孔や反射など、他の神経学的所見と合わせて注意深く経過観察し、さらなる悪化があればすみやかに医師に報告する。

★体表冷却・薬剤準備 ▶Point 4

　悪性高熱症の治療では、特効薬であるダントロレンを早期に投与することが最も重要である。

　対症療法としては、中枢温が38度になるまで体表冷却を行う。それ以上冷却すると、シバリングによる体温上昇を引き起こすため、注意が必要である。

ワンポイントレクチャー　悪性高熱症

　悪性高熱症は遺伝的要素が原因で、揮発性吸入麻酔薬や脱分極性筋弛緩薬に誘発され発症する。

　呼気終末二酸化炭素濃度の上昇、頻脈、不整脈などが初期症状である。続発症状として、体温上昇、横紋筋融解症などがあり、ショックに移行することもある。

　麻酔中に発症することが多いが、まれに麻酔覚醒〜術後数時間してから症状が出現することもある[1]。

　なお、症状は似ているが、抗精神病薬によって誘発される「悪性症候群」とは別の疾患である。

文献
1）右田貴子，向田圭子，濱田宏，他：術後悪性高熱症の検討．麻酔と蘇生2013；49（1）7-11.
2）市原靖子，菊池博達：悪性高熱症、悪性症候群．ICUとCCU2014；38（7）469-474.

＊1　PVC（premature ventricular contraction）：心室期外収縮
＊2　BVM（bag valve mask）：バッグバルブマスク
＊3　AED（automated external defibrillator）：自動体外式除細動器

1 「徴候・症状」からみる急変時対応

面会に来た家族が激しい頭痛を訴えた

三浦敦子

症 例

面会に来た家族が、病室で、突然激しい頭痛を訴えて倒れた。食物残渣の嘔吐あり、いびき呼吸で、呼びかけや痛み刺激に開眼はしないが、四肢は少し動かしている。脈拍数80回/分で緊張良好、呼吸数20回/分で深大性、末梢冷感や冷汗は認めない。

見る順番	観察したこと	アセスメント結果	対応
迅速評価 意識	痛み刺激にも開眼なし	生命徴候を認め、ショック徴候もない。ただし、意識消失があり、緊急対応が必要	スタッフを召集[#1]
症状	頭痛、嘔吐、意識消失		
呼吸	呼吸数20回/分、深大性		
循環	脈拍数80回/分、緊張良好 末梢温感、冷汗なし		
外観	四肢の動きあり、明らかな麻痺なし 食物残渣の嘔吐あり		

緊急対応が必要・スタッフを召集

見る順番	観察したこと	アセスメント結果	初期対応
一次評価 症状	●出現時期：突然（前日に軽い頭痛あり） ●程度：激しい頭痛、嘔吐・意識障害を伴う	強い疼痛による症状悪化の危険あり	★安静・疼痛管理
気道	●舌根沈下：あり ●喘鳴なし	気道閉塞の恐れあり	★気道確保（エアウェイ）▶Point 1
呼吸	●呼吸数：20回/分、深大性 ●胸郭運動：正常、左右差なし ●SpO₂：88％（ルームエア） ●その他：両肺・頸部でいびき音聴取	意識レベル低下に伴い呼吸悪化のリスクあり	★モニタ装着 ★ルート確保 ★酸素投与準備・補助呼吸（BVM準備）▶Point 2
循環	●血圧：170/105mmHg ●脈拍数：80回/分 ●その他：末梢冷感・チアノーゼなし	循環不全なし、高血圧が症状を悪化させる可能性あり	★安静・疼痛管理 ▶Point 3
意識	●レベル低下あり ●痛み刺激に開眼なし、払いのける動作あり ●JCS 100、GCS 8点（E1V2M5）	急激な意識レベル低下	★瞳孔など神経学的所見の観察、患者の安全確保
外観	●瞳孔左右同大3.0mm、対光反射＋/＋ ●四肢の運動あり、項部硬直あり	髄膜刺激症状（項部硬直）あり	★体位管理（頭蓋内圧亢進予防）

医師へ報告[#1]・初期対応と追加指示を確認

呼吸数20回/分、深大性
脈拍数80回/分、緊張良好
末梢温感、冷汗なし
四肢の動きあり、明らかな麻痺なし
食物残渣の嘔吐あり

#1 入院中の患者ではないため、院内のマニュアルに従ってドクターコールなどを行う

★気道確保 ▶Point 1

　この患者には項部硬直が出現している。頭部の後屈が困難であるが、舌根沈下を認めるため、**エアウェイ**を用いて気道確保する場合がある。ただし、クモ膜下出血も疑われるため、脳動脈瘤の再破裂に注意し、なるべく刺激しないよう静かに挿入する。

★酸素投与・補助呼吸 ▶Point 2

　胸郭運動やSpO_2に注意し、悪化時に酸素投与やBVMによる補助呼吸をすぐに行えるよう準備する。また、意識レベル低下による呼吸不全の場合、気管挿管も視野に入れて対応する。

★安静・疼痛管理（昇圧予防） ▶Point 3

　この患者には、突然の頭痛・意識レベル悪化が出現しており、**脳卒中**の発症が疑われる。

　脳出血、特に脳動脈瘤破裂によるクモ膜下出血では、再破裂の防止が最優先となるため、動脈瘤の閉塞まで**安静・鎮痛・降圧**が治療の基本となる。

　まずは刺激による昇圧を予防し、指示に従い降圧薬や鎮痛薬を準備する。

ワンポイントレクチャー　クモ膜下出血の症状

　クモ膜下出血の代表的な原因は脳動脈瘤の破裂によるもので、これまで経験したことのない突然の激しい頭痛が主症状となる。出血による急激な頭蓋内圧亢進によって、繰り返す嘔吐、意識消失や麻痺、けいれんが生じることもある。また、出血により髄膜が刺激されて生じる項部硬直も、代表的な症状である。

　頭部CT検査で確定診断し、臨床症状による重症度分類を用いて治療方針を決定する。

　意識障害が強いほど予後が悪いとされており、意識レベルの継続的観察が重要である。

■Hunt and Hess分類

I	無症状か、最小限の頭痛および軽度の項部硬直を見る
II	中等度から強度頭の頭痛、項部硬直を見るが、脳神経麻痺以外の神経学的失調は見られない
III	傾眠状態、錯乱状態、または軽度の巣症状を示すもの
IV	昏迷状態で、中等度から重篤な片麻痺があり、早期除脳硬直および自律神経障害を伴うこともある
V	深昏睡状態で除脳硬直を示し、瀕死の様相を示すもの

Hunt WE, Hess RM. Surgical risk as related to time of intervention in the repair of intracranial aneurysms. J Neurosurg 1968；28：14-20.

■WFNS分類

グレード	GCSスコア	主要な局所神経症状（失語あるいは片麻痺）
I	15	なし
II	14〜13	なし
III	14〜13	あり
IV	12〜7	有無は不問
V	6〜3	有無は不問

Report of World Federation of Neurological Surgeons Committee on a Universal Subarachnoid Hemorrhage Grading Scale. J Neurosurg 1988；68：985-986.

■項部硬直

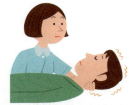

仰臥位患者の頭を持ち上げたときに抵抗がある

文献
1）宮本享：くも膜下出血. 児玉南海雄，佐々木富雄監修，標準脳神経外科学 第13版，医学書院，東京，2014：226-232.
2）医療情報科学研究所編：病気がみえる vol.7 脳・神経. メディックメディア，東京，2011：110-127.

＊1　BVM（bag valve mask）：バッグバルブマスク

食事中、声が出にくくなった

今川真理子

症例

肺炎で入院し、回復しつつある高齢患者。食事をしている時間にナースコールあり、訪室すると、のどを指差しながら、かすかに「声が出にくい」「詰まった」と苦しそうに訴えた。

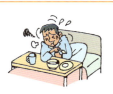

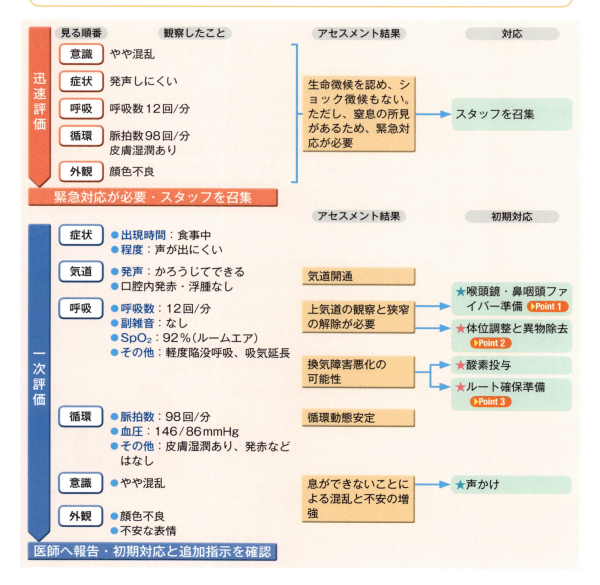

見る順番	観察したこと	アセスメント結果	対応
迅速評価	**意識** やや混乱 **症状** 発声しにくい **呼吸** 呼吸数12回/分 **循環** 脈拍数98回/分 皮膚湿潤あり **外観** 顔色不良	生命徴候を認め、ショック徴候もない。ただし、窒息の所見があるため、緊急対応が必要	スタッフを召集

緊急対応が必要・スタッフを召集

		アセスメント結果	初期対応
一次評価	**症状** ●出現時間：食事中 ●程度：声が出にくい		
	気道 ●発声：かろうじてできる ●口腔内発赤・浮腫なし	気道開通	
	呼吸 ●呼吸数：12回/分 ●副雑音：なし ●SpO₂：92%（ルームエア） ●その他：軽度陥没呼吸、吸気延長	上気道の観察と狭窄の解除が必要	★喉頭鏡・鼻咽頭ファイバー準備 ▶Point 1 ★体位調整と異物除去 ▶Point 2
		換気障害悪化の可能性	★酸素投与 ★ルート確保準備 ▶Point 3
	循環 ●脈拍数：98回/分 ●血圧：146/86mmHg ●その他：皮膚湿潤あり、発赤などはなし	循環動態安定	
	意識 ●やや混乱	息ができないことによる混乱と不安の増強	★声かけ
	外観 ●顔色不良 ●不安な表情		

医師へ報告・初期対応と追加指示を確認

急変の原因とKeyword

● 気道閉塞

● 肺炎　● 高齢

⭐ **喉頭鏡・鼻咽頭ファイバー準備** ▶Point 1

　食事中の「声が出ない」という訴えから、食物による気道閉塞が一番に考えられる。しかし、上気道狭窄を引き起こすその他の原因として、アレルギーなどによる喉頭浮腫なども考えておく必要がある。

　この患者の場合、口腔内の発赤や浮腫がないことから、食物による狭窄の可能性が高いが、喉頭浮腫による狭窄であれば至急対応が必要となるため、咽頭・喉頭を直接観察する喉頭鏡や鼻咽頭ファイバーの準備を行う。

⭐ **体位調整と異物除去** ▶Point 2

　異物であると確認できた場合は、除去する必要がある。

　間接的な異物除去には背部叩打やハイムリック法 ▶p.6 がある。これらを行っても効果がない場合には、気管支鏡によって鉗子により直接異物を除去する必要がある。

　固形物による窒息の場合、盲目的に吸引を行うことで、逆に異物を気管の奥に異動させてしまう

🟨 **背部叩打法**

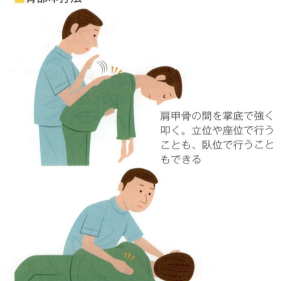

肩甲骨の間を掌底で強く叩く。立位や座位で行うことも、臥位で行うこともできる

ことがあるため注意する。

　声が全く出ない（完全窒息）の場合、心肺停止に至ることが予測されるので、急変に備えることが重要である。

⭐ **ルート確保準備** ▶Point 3

　咽頭・喉頭浮腫などがあった場合には、薬剤投与が行われるため、喉頭鏡・鼻咽頭ファイバー準備と並行して、ルート確保準備も行っておく。

ワンポイントレクチャー　アレルギーによる喉頭浮腫への対応

　アナフィラキシーによる咽頭・喉頭浮腫と考えられた場合には、病院ではアドレナリンの筋肉注射を第一選択薬剤として投与すると同時に、ルート確保して輸液を開始する。そのうえで、補助的にステロ イド薬を投与する。

　家庭で発生した場合は、持っているならばエピペン®を使用する。

---

2 「状態」からみる急変時対応

吸入療法を開始したら、患者が苦しみ始めた

今川真理子

症例

肺炎で酸素吸入中の患者。痰が粘調で、咳嗽しても排出できず、医師の指示により去痰薬の吸入を開始した。実施直後から少し咳嗽があり、その後、激しく咳き込むとともに顔面紅潮し、のどを押さえて苦しみ始めた。

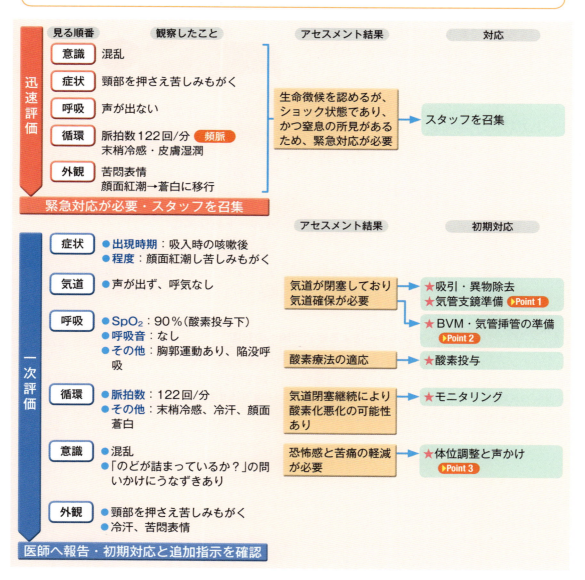

迅速評価	見る順番	観察したこと	アセスメント結果	対応
	意識	混乱		
	症状	頸部を押さえ苦しみもがく	生命徴候を認めるが、ショック状態であり、かつ窒息の所見があるため、緊急対応が必要	スタッフを召集
	呼吸	声が出ない		
	循環	脈拍数122回/分　**頻脈** 末梢冷感・皮膚湿潤		
	外観	苦悶表情 顔面紅潮→蒼白に移行		

緊急対応が必要・スタッフを召集

一次評価		観察したこと	アセスメント結果	初期対応
	症状	●出現時期：吸入時の咳嗽後 ●程度：顔面紅潮し苦しみもがく		
	気道	●声が出ず、呼気なし	気道が閉塞しており気道確保が必要	★吸引・異物除去 ★気管支鏡準備　▶Point 1 ★BVM・気管挿管の準備　▶Point 2
	呼吸	●SpO₂：90％（酸素投与下） ●呼吸音：なし ●その他：胸郭運動あり、陥没呼吸	酸素療法の適応	★酸素投与
	循環	●脈拍数：122回/分 ●その他：末梢冷感、冷汗、顔面蒼白	気道閉塞継続により酸素化悪化の可能性あり	★モニタリング
	意識	●混乱 ●「のどが詰まっているか？」の問いかけにうなずきあり	恐怖感と苦痛の軽減が必要	★体位調整と声かけ　▶Point 3
	外観	●頸部を押さえ苦しみもがく ●冷汗、苦悶表情		

医師へ報告・初期対応と追加指示を確認

急変の原因とKeyword

● 窒息

● 吸入療法

★ 吸引・異物除去　★ 気管支鏡準備 ▶Point 1

　この患者は、「頸部を押さえる」という窒息特有のチョークサインが見られること、去痰薬の吸入後に咳き込んで声が出なくなっていることから、窒息の可能性がきわめて高い。

　窒息を疑った場合、患者の意識がある場合には、他の原因を除外するため、必ず「のどがつまっているか？」と、うなずきで答えられるような質問で確認する。

　この患者の場合、痰による閉塞が一番に考えられるため、吸引を実施し、痰の除去に努める。吸引チューブの届かない範囲であれば、気管支鏡による吸引を行う場合もあるので準備する。

　ただし窒息は、気道粘膜の浮腫などによっても起こりうる。上記の異物除去方法を行っても効果がない場合には、気管挿管による気道確保を検討する。

★ BVM・気管挿管の準備 ▶Point 2

　気道を閉塞している異物を除去できない場合、エアウェイを挿入して再度吸引を行うことや、気管挿管による気道確保を行う必要がある。

　処置の効果がないと判断したらすぐに次の対処を行って、閉塞時間の無駄な延長を避ける。

　閉塞時間が延長すればCPA（心肺停止）[1]に移行する可能性がある。CPAとなった場合はすぐにCPR（心肺蘇生）[2]を実施することとなるため、BVM[3]と救急カートをベッドサイドに準備する。

　気管挿管によっても気道の確保が行えない場合、緊急気管切開を行うこととなる。

★ 体位調整と声かけ ▶Point 3

　気道閉塞時には呼吸困難感とともに「息ができない」という恐怖が生じる。それにより、意識が混乱し、体動が激しくなり、酸素消費が増大する。

　酸素供給が行えない状況では、酸素消費を極力少なくする必要がある。少しでも患者の不安を軽減できるよう常に声かけを行い、患者の様子を観察しながら安楽な体位を保持できるよう体位調整を行う。

ワンポイントレクチャー　吸入器の種類

ネブライザー	ジェットネブライザー	粒子径は不ぞろい
	超音波ネブライザー	1〜5μmの均一な粒子 ＊薬剤によっては性状が変化するものがある ＊エアゾル自体が気管支収縮、気管支喘息発作を誘発する可能性がある
定量吸入器	定量噴霧吸入器	粒子径は3〜8μm
	ドライパウダー吸入器	

＊1　CPA（cardiopulmonary arrest）：心肺停止
＊2　CPR（cardiopulmonary resusciation）：心肺蘇生
＊3　BVM（bag valve mask）：バッグバルブマスク

2 「状態」からみる急変時対応

夜間、患者が座ったまま横にならない

福田昌子

症例

発熱と呼吸困難で入院の患者。既往にCOPD[*1]があり、酸素投与（鼻カニューレ1L/分）を行っている。夜間巡視に行くと、患者が座っており「息が、苦しくて、眠れないから、今は、座っていたい」と途切れ途切れで訴える。脈拍数115回/分、努力呼吸で頻呼吸であり、口唇チアノーゼを認め、発汗著明であった。

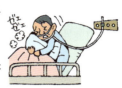

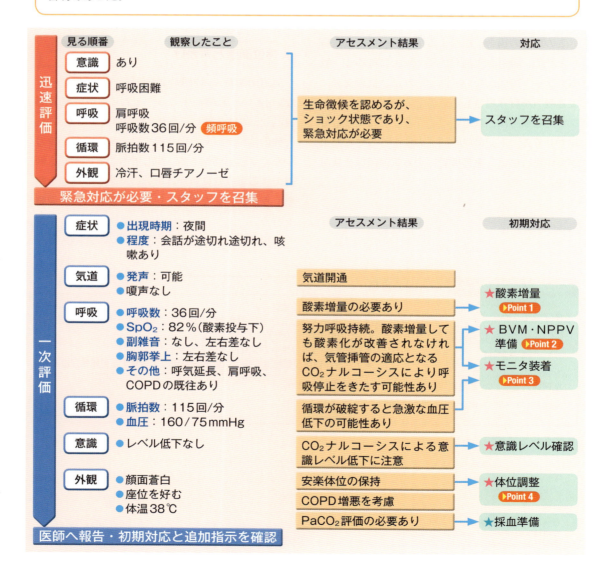

見る順番	観察したこと	アセスメント結果	対応
迅速評価 意識	あり	生命徴候を認めるが、ショック状態であり、緊急対応が必要	スタッフを召集
症状	呼吸困難		
呼吸	肩呼吸 呼吸数36回/分　頻呼吸		
循環	脈拍数115回/分		
外観	冷汗、口唇チアノーゼ		

緊急対応が必要・スタッフを召集

見る順番	観察したこと	アセスメント結果	初期対応
一次評価 症状	● 出現時期：夜間 ● 程度：会話が途切れ途切れ、咳嗽あり		
気道	● 発声：可能 ● 嗄声なし	気道開通	
呼吸	● 呼吸数：36回/分 ● SpO_2：82％（酸素投与下） ● 副雑音：なし、左右差なし ● 胸郭挙上：左右差なし ● その他：呼気延長、肩呼吸、COPDの既往あり	酸素増量の必要あり	★酸素増量 ▶Point 1
		努力呼吸持続。酸素増量しても酸素化が改善されなければ、気管挿管の適応となる CO_2ナルコーシスにより呼吸停止をきたす可能性あり	★BVM・NPPV準備 ▶Point 2 ★モニタ装着 ▶Point 3
循環	● 脈拍数：115回/分 ● 血圧：160/75mmHg	循環が破綻すると急激な血圧低下の可能性あり	
意識	● レベル低下なし	CO_2ナルコーシスによる意識レベル低下に注意	★意識レベル確認
外観	● 顔面蒼白 ● 座位を好む ● 体温38℃	安楽体位の保持	★体位調整 ▶Point 4
		COPD増悪を考慮	
		$PaCO_2$評価の必要あり	★採血準備

医師へ報告・初期対応と追加指示を確認

急変の原因とKeyword

● COPDの増悪
● 肺性心

★酸素増量 ▶Point 1

　この患者は、臥位になれないほどの呼吸困難を訴え、努力呼吸を呈している。状態悪化に伴う急変の可能性として考えられる原因は、心不全の増悪とCOPDの増悪である。この患者にはCOPDの既往があることから、感染に伴うCOPDの増悪である可能性が高い。

　この患者はCOPDの既往があるため、高濃度酸素投与によるCO$_2$ナルコーシスにも注意しなければいけないが、低酸素状態の持続は致死的であるため、SpO$_2$を観察しながら適切な酸素投与を行う必要がある。

　CO$_2$ナルコーシスを合併する可能性があることを常に考え、医師の指示にある「目標のSpO$_2$値」を上回らないように注意し、意識レベルの低下、呼吸停止などCO$_2$ナルコーシスの症状に注意する ▶p.52 。

★BVM・NPPV準備 ▶Point 2

　この患者は、座位で汗をかいている、途切れ途切れにしか話せないなど、重症者のサインを示している。このような患者は急変の可能性が高いため、特に注意が必要となる。

　酸素投与では改善しない場合は、補助呼吸・気管挿管などが必要となるため、急変に備えて準備をしておく。

★モニタ装着 ▶Point 3

　状態悪化当初は、頻脈、血圧上昇を認めるが、呼吸状態悪化に伴い、循環動態も破綻する危険がある。急激に血圧低下をきたす可能性があるため、血圧の変化、血圧低下に伴う意識障害の出現などにも注意が必要となる。

　バイタルサインの変化を見落とさないよう、モニタを装着して観察を行う。

★体位調整 ▶Point 4

　この患者にはCOPDの既往があり、肺性心によって呼吸困難が生じている可能性が高い。

　仰臥位では静脈還流が増加するため、肺うっ血が助長されて呼吸困難が生じる。静脈還流が減少して肺うっ血が軽減され、呼吸困難が軽減する座位（起坐位）が取れるよう、体位を調整する必要がある。

■呼吸器疾患における重症者のサイン

● 発汗、チアノーゼ
● 起坐呼吸
● 会話が不可能
● 失神あるいは失神に近い状態
● 呼吸補助筋の使用
● 呼吸数＞30回/分
● 脈拍数＞120回/分
● 奇脈
● 1時間の治療でも軽度の改善か、改善を認めない場合
● 気胸や縦隔気腫の存在
● Silent chest（wheezingの減弱）

寺沢修一、島田耕文、林寛之：気管支喘息・COPD. 研修医当直御法度 第5版、三輪書店、東京、2012：58-61. より引用

■肺性心

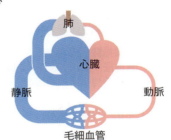

肺

心臓

静脈　　　　　　　　　　　動脈

毛細血管

COPD患者は、肺高血圧を合併することが多い。持続的な肺高血圧症は、右室の肥大と拡張をもたらし、肺性心と呼ばれる状態となる

文献
1）日本呼吸器学会：COPD（慢性閉塞性肺疾患）診断と治療のためのガイドライン 第4版. メディカルレビュー社、大阪、2013.

＊1　COPD（chronic obstructive pulmonary disease）：慢性閉塞性肺疾患

2 「状態」からみる急変時対応

転倒した患者の出血が止まらない

福田昌子

症 例

脳梗塞で入院中の患者が歩行中に転倒。「頭を打った。気持ちが悪い」と訴えている。頭痛あるが、その他の部位に痛みはなし。嘔気あり。側頭部・口腔内から出血が持続している。脈拍数90回/分、末梢冷感・努力呼吸なし。

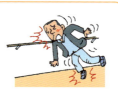

	見る順番	観察したこと	アセスメント結果	対応
迅速評価	意識	あり	生命徴候を認め、ショック徴候もない。ただし、出血が持続しているため、緊急対応が必要	スタッフを召集
	症状	頭痛		
	呼吸	努力呼吸なし		
	循環	脈拍数90回/分、末梢冷感なし		
	外観	側頭部・口唇・口腔内から出血あり		

緊急対応が必要・スタッフを召集

	見る順番	観察したこと	アセスメント結果	初期対応
一次評価	症状	●出現時期：転倒後 ●程度：頭痛と嘔気		
	気道	●発声：可能 ●嗄声なし	気道開通	
	呼吸	●呼吸数：18回/分 ●SpO$_2$：96％（ルームエア） ●副雑音：なし、左右差なし ●胸郭挙上：左右差なし	現時点では酸素療法の必要なし 肺の異常を示す所見なし	
	循環	●脈拍数：90回/分 ●血圧：126/65mmHg ●その他：末梢冷感なし	出血持続により、ショックをきたす可能性あり	★酸素投与の準備 ★バイタルサイン確認（頻繁に）
	意識	●レベル低下なし	出血持続により頭蓋内圧が亢進し、意識障害が出現する可能性あり	★神経所見・頭蓋内圧亢進症状の確認（頻繁に）▶Point 1
	外観	●側頭部出血 ●口唇・口腔内出血 ●体幹に打撲痕なし	出血・吐物の誤嚥・窒息予防の必要あり	★体位調整 ▶Point 2 ★止血 ▶Point 3 ★凝固機能低下の有無の確認 ▶Point 4

医師へ報告・初期対応と追加指示を確認

ため、禁忌でない限り頭部を約30度挙上する。

急変の原因とKeyword

- ●出血の持続
- ●凝固機能低下

★神経所見・頭蓋内圧亢進症状の確認 ▶Point 1

この患者は、側頭部に出血を認め、「頭を打った」と訴えているため、頭部外傷と考えられる。出血量を考えるときは、創部からの出血だけでなく、頭蓋内出血の可能性も念頭に置く。

現在、患者の意識レベル変化はないが、嘔気（頭蓋内圧亢進症状の1つ）が出現している。病状が進行すると脳ヘルニアに移行し、意識障害・瞳孔異常・呼吸状態悪化などが出現し生命の危機に至るため、症状の進行を見逃さないよう、頻繁に神経所見や頭蓋内圧亢進症状の有無を確認する。

なお、転倒による合併症として、骨折や頭部外傷、腹部外傷などがある。患者の訴えから外傷部位を予測するとともに、それ以外の部位も含めて出血、腫脹・打撲痕などがないか観察し、意識レベルや四肢の動きなど全身の観察を行う。特に頭部外傷は重篤になりやすいため注意する。

■頭部外傷で要注意の症状

- ●頭蓋内の血腫や浮腫　●頭蓋骨骨折　●けいれん
- ●脳実質の損傷　　　　　●耳・鼻出血　●髄液漏
- ●意識レベル・神経症状の悪化　　　●頭痛・嘔気
- ●クッシング徴候：血圧上昇、徐脈、脈圧の開大
- ●頭蓋内圧亢進症状：うっ血乳頭、頭痛、嘔気・嘔吐、外転神経麻痺、意識障害、血圧上昇、徐脈、チェーンストークス呼吸

★体位調整 ▶Point 2

この患者のように意識レベル清明であれば、口腔内の出血・吐物の誤嚥に伴う窒息の危険は少ない。しかし、頭蓋内圧亢進に伴い意識障害をきたすと誤嚥による窒息の危険が高まるため、誤嚥・窒息を回避できる体位の工夫が必要である。

頭蓋内出血がある場合は、静脈還流を促進する

★止血 ▶Point 3

止血処置では、①出血を止める、②感染の機会を減らす、という2点を考慮する。

止血の原則は出血部位の圧迫である。出血が持続する場合は、局所と止血点を同時に圧迫し、その間に止血鉗子や止血帯の用意を行う。

四肢の場合は、止血帯によって一時的な止血を図ることはできる。ただし、適切に行われないと止血帯の圧で静脈還流が妨げられ強いうっ血をきたし、出血を助長するため、注意が必要である。

★凝固機能低下の有無の確認 ▶Point 4

脳梗塞の既往があることから、内服薬（抗血栓薬）の影響で、止血困難の可能性がある。応援スタッフが到着したら、使用している薬剤や病歴で、凝固機能低下に関連するものがないか確認する。該当するものがあると止血に時間がかかるため、慎重な患者状態の観察が必要である。

急性出血の場合、臨床症状・検査データから、おおよその出血量を予測できる ▶p.73 。これらの症状が見られるときは、出血持続が疑われるため、大量輸液の準備、輸血の準備、急変に備え救急カートなどの準備を行う。

■止血に影響する疾患・薬剤

〈疾患〉
- ●血小板減少：再生不良性貧血、急性白血病、腫瘍の骨髄転移、など
- ●凝固系異常：肝硬変、重症肝障害、ビタミンK欠乏、血友病、など
- ●血小板および凝固系異常：DIC

〈薬剤〉
- ●抗凝固薬：注射 ヘパリン、アルガトロバン／内服 ワルファリン、ダビガトラン、リバーロキサバン、エドキサバン、アピキサバン
- ●抗血小板薬：注射 オザグレル／内服 アスピリン、チクロピジン、クロピドグレル、プラスグレル、シロスタゾール

文献
1）濱本実也：脈圧の狭さと頻脈でプレショックを伝える．月刊ナーシング2013；33（4）：18-19．
2）前田孝子：高齢者の急変リスクを理解する．ナース専科2012；32（3）：54-59．
3）藤野智子：重度外傷，道又元裕編，ICUディジーズ 改訂第2版，学研メディカル秀潤社，東京，2014：150-164．
4）杉本侃編著：新訂第4版 目でみる救命救急処置．日本臨牀社，大阪，2008．

2 「状態」からみる急変時対応

大腿骨骨折で入院中の患者が、食事をボロボロこぼす

三浦敦子

症 例

右大腿骨骨折で2日後に手術予定の患者。配薬に行くと、座ったまま右に傾き、こぼしながら左手で食事している。水分でむせており、声をかけると会話はできるが呂律困難があり、右口角下垂と右上肢の麻痺を認めた。脈拍は92回/分で不整、四肢は温かく、呼吸は正調である。

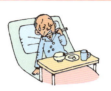

	見る順番	観察したこと	アセスメント結果	対応
迅速評価	意識	あり	生命徴候を認め、ショック徴候もない。ただし、神経症状があるため、迅速な対応が必要	症状を詳しく観察し、医師へ報告
	症状	呂律困難、右上肢の麻痺		
	呼吸	穏やか、正調		
	循環	脈拍数92回/分、不整あり		
	外観	全身が座ったまま右に傾いている 右の口角下垂、水分にむせ込みあり		

迅速な対応が必要

	見る順番	観察したこと	アセスメント結果	初期対応
一次評価	症状	●**出現時期**：ベッド上座位で食事を始めた後 ●**程度**：自覚症状は「右手が重い」程度		
	気道	●**発声**：可能 ●嗄声・喘鳴なし	気道開通	
	呼吸	●**呼吸数**：20回/分、規則的 ●**胸郭運動**：正常、左右差なし ●**呼吸音**：正常、副雑音なし ●**SpO₂**：96％（ルームエア）	呼吸状態に異常所見なし	
	循環	●**血圧**：140/92mmHg ●**脈拍数**：92回/分で不整あり ●**その他**：四肢末梢温感あり、皮膚色良好・湿潤なし	循環不全はないが不整脈あり、モニタリング必要	★モニタ装着 ▶Point 1
	意識	●質問に正答するが、いつもと違う会話がかみ合わない ●JCS 1、GCS 14点（E4 V4 M6）	軽度の意識障害あり	
	外観	●麻痺側（右側）に体が倒れている ●口角下垂、水分でむせ込みあり ●右下肢は骨折のため麻痺の正確な評価困難	麻痺出現。麻痺の部位と程度をMMTで客観的に評価。むせ込みが見られ誤嚥の危険あり	★誤嚥予防 ★ルート確保 ▶Point 2 ★体位調整 ▶Point 3
			麻痺の原因検索と迅速対応の必要あり	★CT準備 ▶Point 4

医師へ報告・初期対応と追加指示を確認

急変の原因とKeyword

- 脳梗塞（心原性）
- 脈拍不整

★モニタ装着　▶Point 1

脈拍数92回/分と頻脈で不整あり、不整脈の種類を判断するためにもモニタ装着が必要である。

特に心房細動では、心房内で血流がうっ滞することで心内血栓を生じやすく、それが遊離して脳梗塞を生じることがある（心原性脳梗塞）。

★誤嚥予防　★ルート確保　▶Point 2

患者には口角下垂や呂律困難、水分摂取でむせ込みがあり、嚥下機能の低下が著明である。誤嚥の危険があるため、患者に十分説明して飲食を中止し、呼吸状態や呼吸音の観察を継続する。

また、輸液・薬剤投与のための静脈ルートを、健側（左上肢）に確保する。

★体位調整　▶Point 3

患者には麻痺や呂律困難などの神経症状が出現しており、脳血管疾患の発症が疑われる。

頭蓋内圧亢進予防のため、ベッドは頭位挙上とし、頸部が軽く屈曲するように枕を当てて誤嚥しにくいような体位に整える。

★CT準備　▶Point 4

急激な発症であり、迅速な評価と対応が必要である。

患者の安全を確保したらすみやかに患者状態を医師に報告し、CT検査に移動できるよう準備をする。

移動中の急変に備え、移動用モニタまたはパルスオキシメータを装着し、BVM[*1]も携帯するとよい。

ワンポイントレクチャー　脂肪塞栓症候群

脂肪塞栓は骨折後の重篤な合併症の1つで、大腿骨や骨盤骨折、多発外傷等で生じる頻度が高い。受傷数時間～数日後、脂肪によって肺・脳などの臓器に塞栓が起こることでさまざまな症状を呈する。

重症例では数日以内に死亡することもあり、診断基準にある症状の早期発見と迅速な対応が必要である。

■脂肪塞栓の診断基準（鶴田の診断基準）

大基準	1. 点状出血（網膜変化を含む） 2. 呼吸器症状および胸部X線所見 　びまん性両側浸潤影、snow storm patternを含む 3. 頭部外傷と無関係の脳・神経症状	〈診断〉 ● 大基準2項目以上、または大基準1項目＋中小基準4項目以上を脂肪塞栓症候群と診断 ● 大基準0項目＋中基準1項目＋小基準4項目で疑症と診断
中基準	1. 低酸素血症 $PaO_2 > 70mmHg$ 2. ヘモグロビン値低下 $< 10g/dL$	
小基準	1. 頻脈　　　5. 赤沈亢進 2. 発熱　　　6. 血清リパーゼ上昇 3. 尿中脂肪滴　7. 血中脂肪滴 4. 血小板減少	

鶴田登代志：脂肪塞栓症候群―病態生理から診断、治療まで―. 臨床麻酔1986；10（10）：1357-1363. より引用

文献
1）川久保誠：脂肪塞栓症候群. 二宮節夫、冨士川恭輔、越智隆弘、他編、今日の整形外科治療指針 第5版、医学書院、東京、2004：57-58.
2）玉井和哉：外傷総論. 松野丈夫、中村利孝総編集、標準整形外科学 第12版、医学書院、東京、2014：752-753.
3）篠原幸人：脳血管障害の診断と治療. 水野美邦監修、標準神経病学 第2版、医学書院、東京、2012：234-241.
4）井手隆文、竹村信彦、寺尾安生、他：系統看護学講座 専門分野Ⅱ成人看護学⑦ 脳・神経. 医学書院、東京、2012：91-95.
5）児玉南海雄、佐々木富男監修：標準脳神経外科学 第13版、医学書院、東京、2014：148-154.

*1　BVM（bag valve mask）：バッグバルブマスク

2 「状態」からみる急変時対応

肝硬変患者が、大声を出して暴れている

山口真由美

症例

肝硬変に伴う肝機能障害で入院中の患者。日中は傾眠状態であったが、夜間大きな物音がしたため訪室すると、テーブルのものを投げるなどして暴れていた。発語は不明瞭で、2日間排便なし。

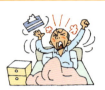

	見る順番	観察したこと	アセスメント結果	対応
迅速評価	意識	興奮状態 声をかけても指示が聞けない	生命徴候を認め、ショック徴候もない。ただし、意識レベル低下があるので、緊急対応が必要	スタッフを召集
	症状	発語が不明瞭		
	呼吸	呼吸数30回/分　頻呼吸		
	循環	橈骨動脈触知可能 脈拍数120回/分　頻脈 、リズム整		
	外観	腹水のため腹部膨満、黄疸・下腿浮腫あり		

緊急対応が必要・スタッフを召集

	見る順番	観察したこと	アセスメント結果	初期対応
一次評価	症状	●出現時間：夜間 ●程度：興奮状態、せん妄様、指示は入らない	肝硬変下での精神症状出現のため肝性脳症を考慮	★血液検査 ★頭部CT ▶Point 1
			血糖の異常による昏睡など意識障害の原因検索が必要	
	気道	●発語は可能	気道開通だが、昏睡・深昏睡に移行すると呼吸停止の可能性あり	★酸素投与 ★気管挿管準備 ▶Point 2
	呼吸	●呼吸数：30回/分 ●SpO₂：98％（ルームエア） ●その他：呼吸困難感は不明	興奮のためか頻呼吸あり。SpO₂は問題なし	
	循環	●脈拍数：120回/分（整） ●血圧：138/62mmHg ●その他：皮膚湿潤なし	治療に伴うルート確保が必要。肝腎症候群でないか尿量と腎機能のチェックを行う	★ルート確保 ★薬剤投与準備 （BCAA製剤、ラクツロース、抗菌薬 など）
	意識	●レベル低下あり 　（GCS 11点：E4 V2 M5） ●興奮状態		
	外観	●全身の黄疸、下肢の浮腫 ●腹水貯留あり	興奮に伴う転倒・転落やそれに伴う出血リスクあり	★ベッド上安静 ★事故防止対策

医師へ報告・初期対応と追加指示を確認

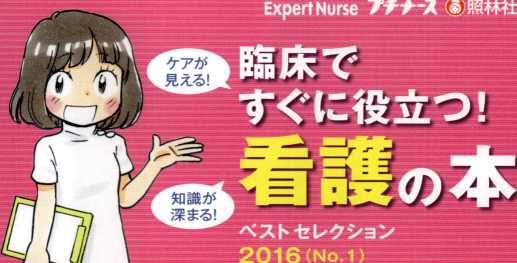

エキスパートナース Expert Nurse プチナース ⦿照林社

ケアが見える！

知識が深まる！

臨床ですぐに役立つ！看護の本

ベストセレクション 2016（No.1）

© 安斎かなえ

完全版 ビジュアル臨床看護技術ガイド

監修◉坂本 すが・井手尾 千代美
編集◉木下 佳子
執筆◉NTT東日本関東病院 看護部
定価：本体4,600円＋税
AB判／720頁
ISBN978-4-7965-2340-0

オールカラー

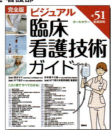

手順とコツを視覚的に理解でき、明確な根拠とリスク管理がしっかり学べる。何を準備し、どのように行い、どこに注意するかを流れに沿ってナビゲート。1冊で臨床現場で行われている看護技術のすべてがわかる

今はこうする！看護ケア

編著◉川西 千恵美
定価：本体1,800円＋税
AB判／128頁
ISBN978-4-7965-2332-5

オールカラー

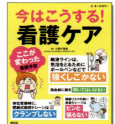

以前習った方法や従来のやり方から"今はもうやらない""変わってきている"看護手技を集めて紹介。新しいガイドラインやエビデンスをもとに、全83項目の最新看護手技について簡潔にわかりやすく解説。明日からのベッドサイドケアにつながる1冊

まるごと図解 循環器疾患

著◉大八木 秀和
定価：本体2,400円＋税
AB判／176頁
ISBN978-4-7965-2306-6

オールカラー

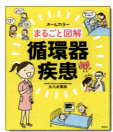

主要な循環器疾患別に病態、症状、検査、治療、看護ケアのポイントを取り上げる。目の前にいる患者（の心臓）はどのような状態で、どのような対応が必要なのかをわかりやすく解説。イラストが中心で、複雑な解剖生理を楽しく理解できる

まるごと図解 ケアにつながる脳の見かた

著◉波多野 武人
定価：本体2,400円＋税
AB判／192頁
ISBN978-4-7965-2373-8

オールカラー

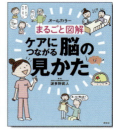

豊富なイラスト図解により、複雑な脳をシンプルに楽しく理解できる。解剖・機能をベースに、主要な疾患とケア、脳脊髄障害から起こる症状とケア、それぞれをつなげて学ぶことで深い知識を得られる。検査画像の解説も充実

必要な情報をポケットサイズに！ オールカラー

これは使える カタカナ看護用語辞典

編集◉エキスパートナース編集部
定価：本体 1,400円＋税
文庫判（A6変型判）／ 384頁
ISBN978-4-7965-2379-0

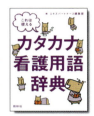

臨床でよく聞く、医学・看護のカタカナ表記の専門用語・略語・慣用語を精選し、簡潔に解説。重要な語、視覚による理解がのぞましい語、系統立てて覚えておくべき語については、図表で詳しく解説

とんでもなく役立つ 検査値の読み方

著◉西﨑 祐史・渡邊 千登世
定価：本体 1,400円＋税
文庫判（A6変型判）／ 304頁
ISBN978-4-7965-2288-5

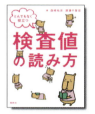

検査項目は主要130項目。検査値の「何を見るか」を簡潔に解説し、基準値と逸脱したときに考えられる疾患・症状がひと目でわかる。検査値から読み解くケアのポイントなど、実務で役立つ情報が満載の1冊

スッキリわかる モニター心電図

著◉德野 慎一
定価：本体 1,300円＋税
文庫判（A6変型判）／ 160頁
ISBN978-4-7965-2291-5

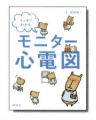

臨床でよく遭遇する47の不整脈波形の読み方のポイントとナースの対応がすばやくわかる。心電図の読み方の基本や不整脈発見時の対応など、初心者からベテランまで役立つ知識を凝縮

看護の共通ケア

監修◉山勢 博彰
定価：本体 1,200円＋税
A6変型判／ 128頁
ISBN978-4-7965-2318-9

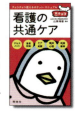

必要なときにその場で知識の確認ができるポケットブックシリーズの共通ケア編。アセスメントに重点をおいたポケットマニュアル。アセスメント、急変対応、ケア・処置、精神心理、検査・薬剤の構成

お役立ち看護カード 疾患編

監修◉山勢 博彰
価格：本体 2,000円＋税
A6変型判／ 48枚
ISBN978-4-7965-7008-4

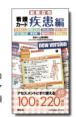

疾患の理解とアセスメントに役立つ情報をコンパクトにまとめたレファレンスカード。ケアに必要な、疾患の理解、観察ポイント、分類基礎などのデータを集約

お役立ち看護カード 症状編

監修◉山勢 博彰
価格：本体 2,000円＋税
A6変型判／ 48枚
ISBN978-4-7965-7007-7

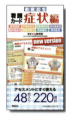

症状アセスメントに役立つ情報をコンパクトにまとめたレファレンスカード。フィジカルアセスメント・ヘルスアセスメントに必要な観察ポイント、基準、スケールなどのデータを集約

お役立ち看護カード

編集◉山勢 博彰
価格：本体 1,400円＋税
A6変型判／ 20枚
ISBN978-4-7965-7001-5

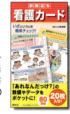

臨床現場で役立つ数値や検査値、スケールなどを、カードに凝縮。全科に共通する「緊急時にチェックしたい」「現場で必要・頻繁に使うけれど覚えにくい」データを中心に80項目を20枚のカードに収録

母性・小児ケア

監修◉濱松 加寸子・市江 和子
定価：本体 1,200円＋税
A6変型判／ 128頁
ISBN978-4-7965-2325-7

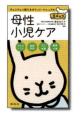

必要なときにその場で知識の確認ができるポケットブックシリーズの母性小児ケア編。アセスメントに重点をおいたポケットマニュアル。アセスメント、急変対応、ケア・処置、精神・心理の構成

看護アセスメントにつながる
検査データの見かた

編集◉ 山中 克郎・石川 隆志・眞野 惠子

オールカラー

定価：本体 2,200円＋税
AB判／208 頁
ISBN978-4-7965-2370-7

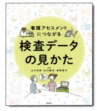

検査データから"いま身体に起こっていること"をパッと把握し、看護アセスメント＆ケアに活かす、「ナースのための」検査値の読みかた実践書。この患者さんの状態（疾患）では「どの検査項目を拾っていくとよい？その検査値の推移をどう読む？」がわかる

ナースが行う検査手技
どうする？ なぜする？ Q&A

編集◉ 諏訪部 章

オールカラー

定価：本体 1,200円＋税
B5判／80頁／ISBN978-4-7965-2375-2

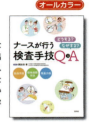

採血などの検体検査、あるいは特殊な検査など、間違えるとデータに影響が出てしまいかねない「検査手技」。ナースが日常的に行う検体採取の、「具体的な方法」「なぜそうするかの根拠」をわかりやすく示す。"今さら聞けない"内容も満載

看護の「なぜ・何」QA

著◉ 野中 廣志

定価：本体 2,000円＋税
A5判／352頁
ISBN978-4-7965-2309-7

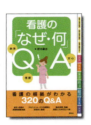

看護の基礎知識についての「なぜ・何」を、7系統3分野に分類し、320項目のQ&A形式で解説。症状・疾患の病態関連図や解剖図、検査に関する図表も満載。臨床実践、指導、実習に欠かせない1冊

新版
看護に役立つ 検査事典

著◉ 野中 廣志

定価：本体 2,200円＋税
A5 判／ 424 頁
ISBN978-4-7965-2352-3

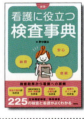

主要な生体機能検査、検体検査について、検査の意味・方法、異常が示唆する疾病・病態、看護の必要性、看護のポイントをわかりやすく解説した検査の事典

ナースが書いた
看護に活かせる心電図ノート

著◉ 鈴木 まどか

オールカラー

定価：本体 1,800円＋税
B5判／120 頁
ISBN978-4-7965-2364-6

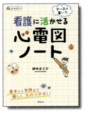

ナースが自身の学んだ知識や、現場で得た経験をもとにまとめた心電図の解説書。心臓の動きと心電図を関連づけ、波形変化を見て、何が起こっているのか、何をすればよいのか、根拠をもって対応できる

見ておぼえる
心電図のえほん

監修◉ 遠藤 明太

オールカラー

定価：本体 1,200円＋税
B5判／66頁
ISBN978-4-7965-2314-1

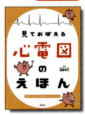

状況別に、波形の着目ポイントと対応方法を簡潔に解説。病棟で遭遇しやすい重要な心電図の見かた・見分けかたがよくわかる。持ち歩きに便利な「心電図クイック・カード」付き

やさしくわかる 心臓カテーテル
検査・治療・看護

監修◉ 齋藤 滋
編集◉ 高橋 佐枝子・島袋 朋子

オールカラー

定価：本体 3,000円＋税
B5判／192頁／ISBN978-4-7965-2333-2

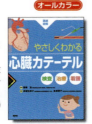

心臓カテーテルの看護で必要な知識・技術をトータルで理解できる。合併症を予測した異常の早期発見や急変時の対応、デバイス・ME機器の取扱いなど、現場ですぐ役立つ情報を収載

新 人工呼吸ケアの すべてがわかる本

編著◉ 道又 元裕

オールカラー

定価：本体 3,200円＋税
B5判／432頁
ISBN978-4-7965-2338-7

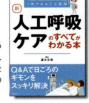

人工呼吸器のしくみや管理方法はもちろんのこと、気道ケア、NPPV、小児の人工呼吸管理、在宅人工呼吸ケアまでを網羅。人工呼吸器装着患者の「ケアのすべて」がギュッと詰まった決定版

ナースのためにナースが書いた
ココが知りたい栄養ケア

編集◉ 矢吹 浩子
医学監修◉ 山中 英治
定価：本体2,300円＋税
B5判／208頁／ISBN978-4-7965-2371-4

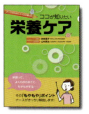

ナースのギモンに、ナースが答えるQ&A。難解な生化学・代謝栄養学がからむため、どうしても曖昧になりがちな基礎の分野も「ナースにとって必要なところだけ」が解説されているので、よくわかる

イラスト みんなの感染対策
　オールカラー

著◉ 下間 正隆・小野 保・近藤 大志・澤田 真嗣
AB判／224頁
ISBN978-4-7965-2372-1

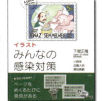

感染対策で「何が大切か、何をすべきか」が一目瞭然に伝わるよう、著者がイラストを描いている。病院の全員が感染対策を共有し、患者の立場に立って行動するための知識と具体策が詰まっている

ドレーン・カテーテル
チューブ管理 完全ガイド

編集◉ 窪田 敬一
定価：本体 2,700円＋税
B5判／320頁／ISBN978-4-7965-2354-7

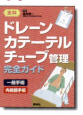

ドレーン管理の最新知識と、異常時の対処やリスクを防ぐ固定法などケアのポイントが"見てわかる"1冊。一般手術のほか、増えてきた内視鏡手術のドレーン・カテーテル・チューブ管理までを全科にわたり収載。混合病棟にも便利

「何か変?」を見逃さない!
急変アセスメント
　オールカラー

編著◉ 佐藤 憲明
定価：本体2,600円＋税
AB判／208頁
ISBN978-4-7965-2348-6

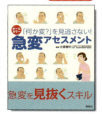

アセスメント力を高めて患者の急変を見抜いて防ぐために、ナースが知っておきたいことをまとめた1冊。26のケースで「急変を見抜く」ことを主眼に、病態悪化のメカニズムをじっくり解説

緊急時にどう動く?
症状別 在宅看護ポイントブック

監修◉ 鈴木 央
編集◉ 平原 優美
定価：本体 1,800円＋税
A5判／176頁／ISBN978-4-7965-2357-8

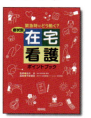

全国の訪問看護師および患者・家族の実際の声・対応を盛り込み、質の高い看護を提供するためにつくられた1冊。在宅で遭遇しやすい症状・緊急事態をピックアップし、適切なアセスメント対応へと導く

がん治療薬
まるわかり BOOK
　オールカラー

編◉ 勝俣 範之・足利 幸乃・菅野 かおり
定価：本体 2,500円＋税
B6判／384頁／ISBN978-4-7965-2356-1

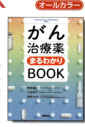

がん化学療法にかかわるナースが知っておきたい知識だけを簡潔にまとめた。セルフケア指導のポイント、副作用対策など、エキスパートからのアドバイスを盛り込んだ臨床で使える便利な1冊

褥瘡治療・ケアの
「こんなときどうする?」
　オールカラー

監修◉ 館 正弘
編集◉ 渡邊 千登世・渡辺 光子
　　　 丹波 光子・竹之内 美樹
定価：本体 2,800円＋税
B5判／264頁／ISBN978-4-7965-2353-0

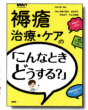

褥瘡治療・ケアでの"ぶつかりがちな"状況43項目を挙げ、おさえておきたい『ベーシック根拠』、臨床の実際『こんなときどうする?』をもとに明快に解決

看護診断・共同問題による
すぐに役立つ標準看護計画
第2版

編集◉ 松浦 正子
執筆◉ 神戸大学医学部附属病院看護部
定価：本体3,000円＋税
B5判／408頁／ISBN978-4-7965-2366-0

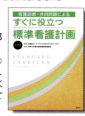

毎日のケア計画、院内の看護過程教育、看護支援システムにすぐに使える。よく使われる共同問題は患者の状態に応じてすぐに引けるように分類

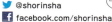 照林社

●ご注文は出入りの書店もしくはお近くの書店へお願いいたします。　●お問い合わせは照林社営業部へお願いいたします。

〒112-0002 東京都文京区小石川2-3-23
営業部／TEL.(03) 5689-7377

弊社ホームページ・Twitterなどでは、最新の雑誌・書籍情報やセミナー情報を発信しております。
http://www.shorinsha.co.jp/

🐦 @shorinsha
📘 facebook.com/shorinsha

ホームページはこちらから

2016.3

<table>
<tr><td colspan="2">急変の原因とKeyword</td></tr>
<tr><td colspan="2">●肝性脳症
●肝腎症候群</td></tr>
</table>

★血液検査　★頭部CT ▶Point 1

　肝硬変患者が、便秘・出血・感染症などを契機に意識障害を起こすことを肝性脳症という。原因の1つとされるアンモニアは、大部分が腸管で発生するため、便秘も契機となりうる。

　肝性脳症の昏睡度分類（犬山分類）をもとにした臨床所見と、血中アンモニア値・電解質異常・Fischer比（BCAA/AAAの比）などから診断される。肝硬変患者の7割に耐糖能異常があるため、血糖異常による意識障害がないか、採血でチェックしていく。

　肝性脳症の場合、CTで脳浮腫が見られることがある。

★酸素投与　★気管挿管準備 ▶Point 2

　肝性脳症が進行して昏睡・深昏睡となると、呼吸状態が悪化し、呼吸停止に至ることがある。

　意識レベルに応じて酸素投与を開始し、必要時、気管挿管できるよう準備しておく。

★薬剤投与準備 ▶Point 3

　肝硬変では、筋肉のアミノ酸への分解が進んでいるため、分岐鎖アミノ酸（BCAA）は減少、芳香族アミノ酸（AAA）は増加し、Fischer比が減少する。

　脳内では、BCAAを利用してアンモニアを処理するため、意識障害が強い場合はBCAA主体の輸液製剤（アミノレバン®）を投与する。

　また、腸管非吸収の抗菌薬（カナマイシンなど）を使用し、アンモニアを産生する腸内の菌を抑制

する。

　便通管理には、アンモニア産生を抑制し、緩下作用のあるラクツロースを使用する。

　肝性脳症は、出血によっても誘発されるため、消化管潰瘍予防のためプロトンポンプ阻害薬などを投与する。

　肝硬変など重度の肝機能障害から腎血流量が低下すると、肝腎症候群と呼ばれる腎不全状態となりやすい。尿量と腎機能のチェックも行っていく。

■肝性脳症が起こるまで

筋肉
- 肝臓でのアミノ酸代謝が低下
  - ➡筋肉の分解が進み血中BCAAが減少
  - ➡筋肉ではAAAが代謝されないため、Fischer比が低下

脳内
- 血中BCAA減少
  - ➡脳内に十分量のBCAAが届かない
  - ➡増加したアンモニアを処理しきれない
  - ➡意識障害発生（肝性脳症）

■肝性脳症の昏睡度分類（犬山分類）

Grade I	睡眠・覚醒リズムの逆転、多幸気分時に抑うつ だらしなく気にとめない態度 ●Retrospectiveにしか判定できない場合が多い
Grade II	指南力（時・場所）障害、物を取り違える 異常行動時に傾眠傾向 無礼な行動（医師の指示には従う） ●興奮状態がない　●尿・便失禁がない ●羽ばたき振戦あり
Grade III	傾眠状態（外的刺激に反応する） しばしば興奮・せん妄・反抗的態度 医師の指示には従わない、従えない ●羽ばたき振戦あり ●指南力は高度に障害
Grade IV	昏睡（完全な意識の消失）痛み刺激に反応する ●刺激に対して払いのける動作や顔をしかめる
Grade V	深昏睡　痛み刺激に反応しない

文献
1）長谷川泉：肝硬変患者のマネジメント．レジデントノート2012；14（12）：2318-2324.
2）渕之上昌平：肝性脳症．臨床透析2008；24（7）：1042-1044.

「隣からうなり声が聞こえる」とナースコールがあった

三浦敦子

症例

大部屋の患者から「隣の患者の様子がおかしい」とナースコール。訪室すると、急性硬膜外血腫術後6日目の患者が、歯を食いしばり、うなりながらけいれんしているのを発見。名前を呼んでも返答はなく、みるみる顔色が悪くなっていった。脈拍は微弱で速く120回/分、呼吸は不規則で口唇や爪床にチアノーゼが出現していた。

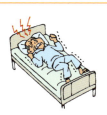

見る順番		観察したこと	アセスメント結果	対応
迅速評価	意識	開眼しているが発語なし	生命徴候を認めるが、ショック状態でけいれんを呈しており、緊急対応が必要	スタッフを召集
	症状	全身性けいれん		
	呼吸	不規則にあり		
	循環	脈拍数120回/分 **頻脈**、微弱		
	外観	顔色不良、口唇、爪床チアノーゼ 硬直性けいれん→間代性けいれんに移行		

緊急対応が必要、緊急コールしスタッフを召集

			アセスメント結果	初期対応
一次評価	症状	● **出現時期**：急性硬膜外血腫の術後6日目 ● **程度**：発見時は全身の硬直性けいれん 　→約20秒で間代性けいれんに移行し持続		
	気道	● うなり声をあげている ● 力が入っており開口困難	気道閉塞の危険	★気道確保 ▶Point 1
	呼吸	● **呼吸数**：8回/分（不規則） ● **胸郭挙上**：上がり方が弱い ● **SpO₂**：82％（ルームエア） ● **その他**：呼気延長	酸素療法適応、有効な換気ができていないため補助呼吸が必要。気管挿管も考慮	★酸素投与・BVM ★気管挿管の準備 ▶Point 2
	循環	● **血圧**：194/102mmHg ● **脈拍数**：120回/分で微弱 ● **その他**：顔色不良、皮膚湿潤あり、四肢冷感なし	意識・呼吸状態悪化	★モニタ装着 ★ルート確保 ▶Point 3
	意識	● レベル低下あり 　（JCS 3、GCS 8点：E4 V2 M2）	意識障害あり	
	外観	● 目を見開き流涎あり ● 尿失禁あり	嘔吐・誤嚥の恐れあり	★体位調整 ▶Point 4
			けいれんが継続する場合、けいれん重積の可能性あり	★抗けいれん薬の準備

気道確保し、医師へ報告　対応と追加指示を確認

急変の原因とKeyword

- けいれん
- 急性硬膜外血腫

★気道確保 ▶Point 1

開口制限があるため、バイトブロックや開口器を用いてけいれん時に舌を噛まないようにする必要がある。

★酸素投与・BVM ★気管挿管準備 ▶Point 2

いびき音が聴かれており、舌根沈下による気道閉塞が疑われるため、経口または経鼻エアウェイで気道を確保する。

この患者は、呼吸筋のけいれんによって呼吸ができていないため、BVM[*1]で補助呼吸を行う。BVMでも換気できない場合は気管挿管が必要になるため、準備する。

★モニタ装着 ★ルート確保 ▶Point 2

継続して心拍数・SpO_2・血圧を観察する必要があるため、モニタを装着する。

補液や薬剤投与が必要になるため、穿刺に注意しながら静脈ルートを確保する。

医師報告時に抗けいれん薬の指示を確認し、投与の準備をする。

★体位調整 ▶Point 4

この患者は、けいれん中に流涎を認めているため、口腔内をしっかり吸引し、顔を横に向けるか側臥位にして誤嚥予防に努める。

けいれん時に嘔吐を伴う可能性もあるため、できれば気道確保に注意して側臥位にするとよい。

ワンポイントレクチャー けいれん発作時の観察事項

- **意識**：全身性けいれんでは意識障害をきたす。
- **気道・呼吸**：呼吸筋のけいれんによる呼吸障害や、意識障害に伴う気道閉塞を起こす恐れがある。
- **けいれんの型**：硬直性、間代性、両方が混在する硬直間代性がある。
- **けいれんの部位**：限局性か全身性か。どの部位から発生し変化したか、けいれん後の麻痺の有無と部位など。
- **頻度と持続時間**：30分以上けいれんが持続したもの[*]、または短い発作でも何度も繰り返し、その間の意識がないものは重積状態とされ、早急な治療が必要である[1]。
  - ※近年では、発作が5分、10分以上続けば重積状態と判断し、治療を開始することも推奨される[1]。
- **その他神経症状**：瞳孔所見、麻痺、異常反射など。

文献
1）日本神経学会監修：てんかん治療ガイドライン2010. 医学書院，東京，2010：72.
2）峯浦一喜：けいれん. 児玉南海雄，佐々木富男監修，標準脳神経外科学 第13版，医学書院，東京，2014：138-140.
3）横田由佳：けいれん. エマージェンシーケア2014；27（5）：511-514.

＊1 BVM（bag valve mask）：バッグバルブマスク

脳室ドレーンが
ちぎれているのを発見した

三浦敦子

三浦敦子

症例

開頭術後で脳室ドレーン挿入中（圧設定は耳孔から＋10cmH₂O）の患者が「トイレに行く」とベッドから降りようとしているのを発見。脳室ドレーンのチューブが床に落ちており、刺入部に固定したガーゼの近くでドレーンが断裂していた。脈拍92回/分で不整なし、呼吸正調、会話はできるが見当識障害あり。鼻カニューレ3L/分で酸素投与中。ドレーンからは300mL/日程度の排液あり。

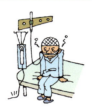

見る順番		観察したこと	アセスメント結果	対応
迅速評価	意識	会話はできるがつじつまは合わず⇒見当識障害あり		
	症状	特になし		
	呼吸	穏やか、正調	ドレーントラブル発生。緊急処置が必要	スタッフを召集
	循環	脈拍数92回/分		
	外観	ベッドから降りようとしている 脳室ドレーン断裂		

緊急処置が必要・スタッフを召集

見る順番		観察したこと	アセスメント結果	初期対応
一次評価	症状	●**出現時期**：開頭血腫除去の術後2日目		
	気道	●**発声**：可能 ●嗄声・喘鳴なし	気道開通	
	呼吸	●**呼吸数**：20回/分、規則的 ●**胸郭運動**：正常、左右差なし ●**呼吸音**：正常、副雑音なし ●**SpO₂**：99%（酸素投与下）	呼吸状態に異常所見なし	
	循環	●**血圧**：140/92mmHg ●**脈拍数**：92回/分 ●**その他**：四肢末梢温感あり、皮膚色良好・湿潤なし	循環に異常なし	
	意識	●日付・場所・状況などの見当識障害あり（悪化は認めず） ●四肢麻痺なし ●瞳孔左右同大、両側対光反射あり	ドレナージ中止に伴い意識状態が変化する恐れあり	★意識状態・神経学的症状の観察 ▶Point 2
	外観	脳室ドレーンがちぎれている 断端から液体が垂れている	髄液逆流による感染のリスク、オーバードレナージのリスクあり	★ドレーンのクランプ、抜去の準備 ▶Point 1

医師へ報告・初期対応と追加指示を確認

- ● ドレーントラブル
- ●断裂

★ドレーンのクランプ ▶Point 1

まずは患者を臥床させ、落ちているドレーンの先端部分を見て、抜去か断裂かを確認する。この患者の場合は、明らかに断裂である。

1）完全抜去の場合

患者の体内に残存がないことを確認する。

抜去孔から髄液が漏出するため、清潔なガーゼでドレーン抜去孔を圧迫して、すみやかに医師に報告する。医師が到着したら抜去孔を1針縫合するため、準備しておく。

2）断裂の場合

すぐにペアンなどで断端をクランプし、髄液の逆流による感染やオーバードレナージを防ぐとともに、体内にドレーンが入り込まないようにする。

挿入部からの髄液漏出があれば、清潔なガーゼで圧迫する。

断裂の場合も、医師が到着しだいドレーン抜去となる。万が一、体内にドレーンが残存してしまった場合は、外科的処置が必要となる。

★意識状態・神経学的症状の観察 ▶Point 2

髄液のドレナージが中止されたことで、頭蓋内圧が亢進する恐れがある。意識レベルの低下や頭痛・嘔気などの頭蓋内圧亢進症状や麻痺の出現・悪化がないか、注意深く経過を観察する。

意識レベルや神経症状の悪化、頭蓋内圧亢進症状が出現した場合には、すみやかに医師に報告する。必要時はCT検査で水頭症の有無を判断し、腰椎ドレナージ等の治療が検討される。

ワンポイントレクチャー 脳室ドレナージ回路

脳室ドレナージ回路は、脳脊髄液や血液を排出させて頭蓋内圧をコントロールすることを目的に留置される開放式ドレナージ回路である。

脳内に挿入されるのは5～10cm

チャンバー

圧の設定（設定圧15cmH₂Oのときは高さ15cmに設定）

外耳孔（0点に設定）

文献
1）神田大他：脳室ドレナージ．永井秀雄，中村美鈴編，臨床に活かせる ドレーン＆チューブ管理マニュアル，学研メディカル秀潤社，東京，2011：24-33.
2）佐藤憲明編著：ドレーン・チューブ管理＆ケアガイド．中山書店，東京，2014：46-59.

腹部ドレーンが抜けてしまった

山口真由美

症例

膵頭十二指腸切除術を受けて3日目の患者からナースコール。訪室すると「立とうとしたら、引っ張ってしまった」と言う。見ると、横隔膜下ドレーンが抜去されていた。ドレーン抜去時にチクッとした痛みがあったが、現在はないとのこと。

見る順番		観察したこと	アセスメント結果	対応
迅速評価	意識	清明	ドレーントラブル発生。緊急処置が必要	スタッフを召集
	症状	特になし		
	呼吸	呼吸困難感や呼吸速迫なし		
	循環	脈触知可能		
	外観	ドレーン抜去部の出血や腫脹なし		

緊急対応が必要・スタッフを召集

見る順番		観察したこと	アセスメント結果	初期対応
一次評価	症状	●出現時期：術後3日目 ●程度：ドレーン事故抜去後の痛みなし	発見された予定外抜去以外に抜去されたデバイスがないか確認する必要がある	★腹部を含めた全身の観察 ▶Point 1
	気道	●会話はできており、発声は可能	気道開通	
	呼吸	●呼吸数：14回/分 ●その他：呼吸困難感などの症状なし	呼吸状態の変動なし	
	循環	●脈拍数：78回/分（リズム整） ●血圧：110/66mmHg ●その他：冷汗・冷感なし	現在、循環動態の変動は見られないが、ドレーン抜去に伴って出血が起こる可能性がある	★バイタルサインの測定 ▶Point 2
	意識	●清明	現在、意識レベルの変調なし。抜去の要因がせん妄や精神症状である場合は、精神状態の観察も必要	★意識レベル・精神状態の観察 ▶Point 3
			事故抜去による不安の増強に注意が必要	★不安の軽減 ★腹部・ドレーン抜去部の観察
	外観	●腹部フラットで膨満感なし ●ドレーン抜去部の出血なし ●ドレーン排液性状は淡々血性	ドレーン抜去時にカテーテル先端が体内残留している可能性があり、カテーテル先端の観察が必要	★ドレーン先端の観察 ★検査・再挿入の準備 ▶Point 4

医師へ報告・初期対応と追加指示を確認

急変の原因とKeyword
● ドレーントラブル
● 完全抜去

★腹部を含めた全身の観察
▶Point 1

予定外抜去が起こった場合、まずは、局所の観察（抜去に伴う出血などがないか）と、他に抜けている（または抜けかけている）ドレーンがないか確認する。

1）完全抜去
完全に抜去されている場合は、ガーゼ保護をしたうえで医師に報告する。

2）不完全抜去
抜けかけている場合は絶対に押し込まないで、それ以上抜けないように固定をしたうえで報告する。

★バイタルサインの測定
▶Point 2

抜去時には異常がなくても、抜去に伴う出血・他組織の損傷を起こしている可能性があるため、バイタルサインの変動がないか観察していく必要がある。

出血に加えて、腹部膨満感、嘔気・嘔吐、疼痛などの症状が出現しないか観察していく。

★意識レベル・精神状態の観察
▶Point 3

事故抜去の原因が、せん妄や精神症状などである場合、鎮静や抑制など必要な処置を行い、まずは患者の安全を図る。

事故抜去は、患者要因であることも多い。抜去に伴う不安感や罪悪感が生じることも多いため、状況を説明しながら不安の軽減に努める。

★検査・再挿入の準備
▶Point 4

ドレーン先端部が切断されている場合など、体内に残存している可能性がある場合には、X線などの検査でチェックする。

「どんな目的で挿入されていたドレーンか」によって対応は異なるが、必要に応じて、透視下やエコー下、状況によっては再留置が必要となるため、準備を進める。

状況によっては、家族への連絡と説明も必要となる。

■ ドレーン目的別・抜去時の対応

〈情報ドレーン〉
● 異常（出血、感染など）察知のためのドレーン
● 多くは再留置せず静観

〈予防ドレーン〉
● 血液・排液貯留を防ぐためのドレーン
● 多くは再留置せず静観

〈治療ドレーン〉
● 膿汁・消化液を排出するためのドレーン
● 多くは再留置

文献
1）榎本俊行，斉田芳久：ドレーンチューブのトラブル．消化器外科ナーシング2009；14（3）：266-275.
2）白鷹雅美，宮下恵理，副島秀久：カテーテルの自己抜去発見時の対応．泌尿器ケア2009；14（8）：782-785.
3）鎌田裕子：チューブ類挿入患者の自己（事故）抜去の防止対策．患者安全推進ジャーナル2007；17：4-5.

2 「状態」からみる急変時対応

リハビリ中に ドレーンの接続部が外れた

福田昌子

症例

気胸のため胸腔ドレナージ中の患者から「リハビリ中にドレーンの接続が外れてしまった」とナースコール。呼吸困難、努力呼吸なし。末梢冷感なし。脈拍76回/分。自覚症状の訴えはない。

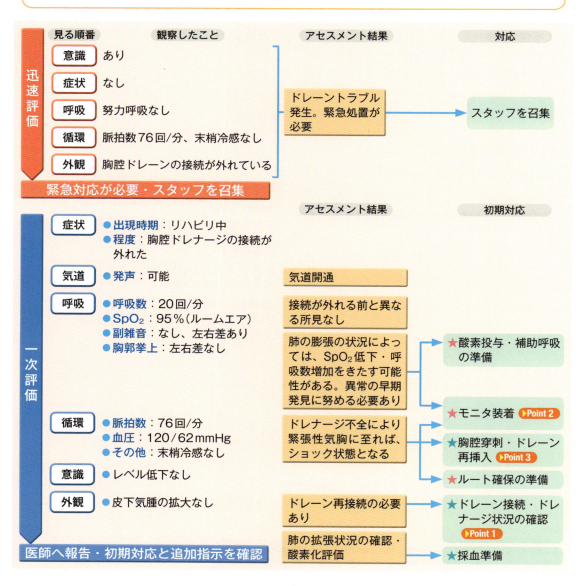

急変の原因とKeyword

- ● ドレーントラブル
- ● 接続外れ

★ ドレーン接続・ドレナージ状況の確認 ▶Point 1

胸腔ドレーンの場合、患者の呼吸が「自発呼吸」か「陽圧換気」かによって対応が異なる ▶p.37 。

この患者は自発呼吸であるため、外気が胸腔内へ流入しないよう、すみやかにドレーンをクランプする。ペアンがない場合は指で屈曲させる。先端は清潔に保持する。

外気が多量に胸腔内へ流入すると、肺の膨張が妨げられ、呼吸困難・SpO_2低下が出現することがある。呼吸状態の悪化を認めた際は、すみやかに酸素投与開始が必要となるため、準備を行う。

★ モニタ装着 ▶Point 2

胸腔ドレーンに関するトラブルのうち、一番注意が必要なのが、緊張性気胸の合併である。気胸で胸腔ドレナージを行っている場合や陽圧換気時は、ドレナージに問題が発生したときやクランプしたときに、緊張性気胸を起こす場合がある。

緊張性気胸は、急速に状態が悪化し、心停止に至る可能性があるため、症状・徴候を見逃してはならない。

また、モニタを装着し、急変に備える。

■ 胸腔ドレーンの接続が外れたときの対応

対処内容	自発呼吸	陽圧換気
ドレーンの処理	クランプし、清潔に保持する	クランプしない
再接続	接続チューブは原則新しいものに交換する	
排液ボトルの確認	排液ボトルに破損がないか、水封室の水がこぼれていないか、排液が水封室に混入していないか	
医師へすみやかに報告する		
患者状態の観察	ドレーンの位置の確認、SpO_2、呼吸状態、バイタルサイン、自覚症状、刺入部の皮膚の状態、皮下気腫	緊張性気胸の症状に注意

■ 緊張性気胸で現れる症状・徴候

- ● 呼吸：SpO_2低下、呼吸数増加
- ● 循環：血圧低下、頻脈、脈圧の狭小化
- ● 意識レベル：意識レベルの低下
- ● 自覚症状：胸痛、呼吸困難
- ● 頸部・胸部のフィジカルアセスメント：患側の胸郭運動や呼吸音の低下、患側の鼓音、頸静脈の怒張。病状が進行すれば気管の偏移

★ 胸腔穿刺・ドレーン再挿入の準備 ▶Point 3

ドレーンを再接続しても脱気・排液が不十分な場合は、ドレーンを再挿入する必要がある。

また、肺拡張状況の確認のため、X線や採血を実施することがあり、準備しておく。

緊張性気胸で緊急性が高い場合は、16〜18Gの針を用いて第2肋間鎖骨中線上を穿刺し、緊急で脱気を行うこともある。

ワンポイントレクチャー 緊張性気胸とは

臓側胸膜と壁側胸膜の間に空気が貯留すると、胸腔内圧が上昇し、肺は部分的または完全に虚脱する。

空気の逃げ場がなくなると、胸腔内が陽圧となり、静脈還流障害や心臓の拡張障害、心拍出量の低下によるショックを呈し、やがて心停止をきたす。中心静脈カテーテル挿入時の誤穿刺、胸部の外傷時に起こりやすい。

文献
1）今川真理子：胸郭・呼吸音の左右差、脈圧の狭さ、頸静脈怒張で緊張性気胸を伝える．月刊ナーシング2013；33（4）：26-27．
2）小松由佳：トラブル発生!?胸腔ドレナージ．月刊ナーシング2012；32（6）：58-67．
3）東京大学医学部附属病院看護部監修：ナーシング・スキル日本版．https://nursingskills.jp/［2016年4月5日アクセス］．
4）山本小奈実，原田竜三：胸腔ドレナージの管理と実際．山勢博彰編，クリティカルケアアドバンス看護実践，南江堂，東京，2013：176-185．
5）八嶋朋子：胸腔ドレナージ施行中の患者さん．呼吸苦を訴えはじめた．エキスパートナース2014；30（14臨時増刊）：13-18．

風呂場で患者が裸で倒れている

山口真由美

症例

「浴室に人が倒れている」と、ある患者から連絡があった。駆けつけると、全裸で洗い場に倒れている患者（検査目的で入院中）を発見した。
呼びかけになんとか開眼可能。目立った外傷はないが、筋硬直が見られる。
脈拍は橈骨動脈で触れる（54回/分）が、全身冷感が著明。

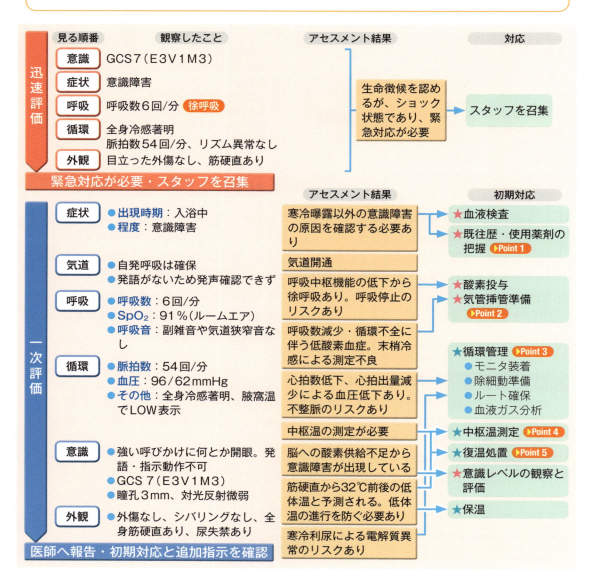

見る順番	観察したこと	アセスメント結果	対応
迅速評価 意識	GCS 7（E3V1M3）	生命徴候を認めるが、ショック状態であり、緊急対応が必要	スタッフを召集
症状	意識障害		
呼吸	呼吸数6回/分 徐呼吸		
循環	全身冷感著明　脈拍数54回/分、リズム異常なし		
外観	目立った外傷なし、筋硬直あり		

緊急対応が必要・スタッフを召集

		アセスメント結果	初期対応
一次評価 症状	●出現時期：入浴中 ●程度：意識障害	寒冷曝露以外の意識障害の原因を確認する必要あり	★血液検査 ★既往歴・使用薬剤の把握 ▶Point 1
気道	●自発呼吸は確保 ●発語がないため発声確認できず	気道開通	
呼吸	●呼吸数：6回/分 ●SpO₂：91％（ルームエア） ●呼吸音：副雑音や気道狭窄音なし	呼吸中枢機能の低下から徐呼吸あり。呼吸停止のリスクあり	★酸素投与 ★気管挿管準備 ▶Point 2
循環	●脈拍数：54回/分 ●血圧：96/62mmHg ●その他：全身冷感著明、腋窩温でLOW表示	呼吸数減少・循環不全に伴う低酸素血症。末梢冷感による測定不良	★循環管理 ▶Point 3 ●モニタ装着 ●除細動準備 ●ルート確保 ●血液ガス分析
		心拍数低下、心拍出量減少による血圧低下あり。不整脈のリスクあり	
		中枢温の測定が必要	★中枢温測定 ▶Point 4
意識	●強い呼びかけに何とか開眼。発語・指示動作不可 ●GCS 7（E3V1M3） ●瞳孔3mm、対光反射微弱	脳への酸素供給不足から意識障害が出現している	★復温処置 ▶Point 5 ★意識レベルの観察と評価
外観	●外傷なし、シバリングなし、全身筋硬直あり、尿失禁あり	筋硬直から32℃前後の低体温と予測される。低体温の進行を防ぐ必要あり	★保温
		寒冷利尿による電解質異常のリスクあり	

医師へ報告・初期対応と追加指示を確認

急変の原因とKeyword

- ●低体温
- ●復温と心肺蘇生

★既往歴・使用薬剤の把握 ▶Point 1

　熱産生<熱放散により深部体温が35℃以下になった状態を低体温症といい、中枢温により重症度分類がなされる。

　本症例では、体温低下による意識障害なのか、意識障害発症後の寒冷曝露なのか、既往歴も含めて精査する。

★酸素投与　★気管挿管準備 ▶Point 2

　自律性反応（シバリングや末梢血管収縮など、熱放散を抑制・熱産生を促進する反応）は膨大なエネルギーを消費するため、頻呼吸・頻脈となる。さらに低体温となると自律性反応は消失し、徐呼吸・呼吸停止に陥る。

　本症例は、筋硬直や瞳孔所見などから自律性反応はあるが、呼吸停止に備え気管挿管の準備も行う。

★循環管理 ▶Point 3

　寒冷利尿によるナトリウム排泄増加・血清カリウム低下、カテコラミン分泌増加、復温時の細胞内カリウムの血中移動などから心筋の刺激性が高まるため、モニタリング開始と除細動準備を行う。

　低体温時は、心拍出量が減少し、寒冷利尿や血管透過性亢進から血管内脱水となるため、低体温を助長しないよう加温した輸液を開始する。

　また、低体温時には薬剤代謝が低下するため、効果がないからと反復投与すると、末梢循環で薬剤が蓄積し過剰投与になる可能性がある。ガイドラインでは、重症低体温症には薬剤の静脈投与よ

■低体温症の重症度分類と生理学的変化

中枢温	生理学的変化
35℃ 軽度	●健忘　●血圧上昇　●尿量増加　●呼吸数・心拍数増加　●血管収縮
32℃ 中等度	●傾眠・意識レベル低下　●血圧低下　●筋硬直　●K低下　●咳嗽反射抑制　●呼吸数・心拍数減少　●心房細動・J波出現
28℃ 重度	●昏睡状態　●瞳孔散大・対光反射消失　●心室性不整脈の出現　●気道内分泌物増加　●呼吸数著明に低下
25℃	●心静止　●呼吸停止

り復温の優先を提唱している[1]。

★中枢温測定 ▶Point 4

　正しい体温評価のため、深部体温を測定する。正確に比較するため、同一方法で継続的に評価する。

■深部体温の特徴　信頼度の高い順

①肺動脈温：スワンガンツカテーテルにて測定
②鼓膜温：内頸動脈血流で灌流。脳温を反映
③食道温：食道下部にプローブを留置して測定
④膀胱温：温度センサ付きバルーンカテーテルを挿入して測定。尿量が少ないと信頼性に欠ける
⑤直腸温：直腸に温度プローブを挿入して測定。糞便が多いと信頼性に欠ける。下痢の場合は不適応

★復温処置 ▶p.124 ▶Point 5

　致死性不整脈の危険域である32℃まではできるだけ急速に復温し、32℃以上では1〜0.5℃/時程度に復温速度を落とす。

　復温時にはafterdrop（末梢の冷たい血液が再灌流することで深部体温が再度低下する現象）や、rewarming shock（afterdropによる心臓再冷却による心機能低下と、血管拡張による相対的循環血液量減少から血圧が下がる現象）、致死的不整脈などに注意する。

文献
1）Vanden Hoek TL, Morrison LJ, Shuster M, et al. Cardiac Arrest in Accidental Hypothermia. 2010 American Heart Association Guidelines for Cardiopulmonary Resuscitation and Emergency Cardiovascular Care. Circulation 2010；122（18 Suppl 3）：S829-861.
2）山蔭道明監修：LiSA増刊 体温のバイオロジー．メディカル・サイエンス・インターナショナル，東京，2005：103-107.
3）道又元裕，尾野敏明監修：エキスパートナースが答える！ 超急性期の体温管理Q＆A．重症集中ケア2010；9（7）：Q8・Q9.
4）井上弘行，丹野克俊，成松英智：偶発性低体温症について．臨床体温2013；31（1）：15-22.
5）竹野歩，木島庸貴，永見太一，他：室内で発症した高齢者の偶発性高度低体温症の1例．島根医学2014；34（3）：144-148.

3 「心肺停止」と急変時対応

全身チアノーゼの
乳児を発見した

村松智惠

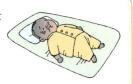

> **症 例**
>
> 肺炎で入院中の10か月の乳児。検温に行くと、全身チアノーゼであるのを
> 発見。刺激しても反応なく、呼吸もなく、脈も触れなかった。
> 付き添いの母親は不在であり、いつからこの状態か不明。

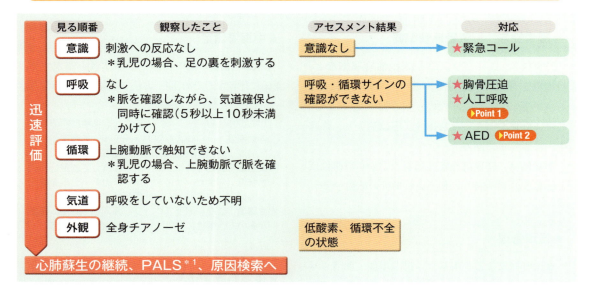

蘇生継続時の注意点

- AEDを一度使用したら、電源を切らず、パッドも貼ったままにして、2分ごとに「解析→ショック（必要時）」を繰り返す。
- 明らかに体動や発語があった場合のみ蘇生を中止できるが、それ以外の場合はCPR*4を続ける。

```
┌─────────────────────────────┐
│ 急変の原因とKeyword          │
│ ●心停止                      │
│ ●肺炎（乳児）                │
└─────────────────────────────┘
```

★胸骨圧迫・人工呼吸　▶Point 1

　本事例のように、いつから心肺停止状態かわからない乳児に対しては、まずは2分間、心肺蘇生を行う。

　小児・乳児では、脈拍60回/分以下の場合、胸骨圧迫を開始する。胸骨圧迫の方法には、1人法（2本指法）と2人法（胸郭包み込み両母指圧迫法）がある ▶p.18。

　死戦期呼吸（正常な呼吸をしていない）の場合も「呼吸なし」と判断する。人工呼吸は、BVM[*2]で1回の呼吸を1秒かけ、軽く胸が上がる程度人工呼吸を行う ▶p.120。

■2分間の心肺蘇生

〈1人法〉
●「胸骨圧迫30回：人工呼吸2回」を5サイクル

〈2人法〉
●「胸骨圧迫15回：人工呼吸2回」を10サイクル

　また、すみやかに気管挿管できるよう準備しておく。

　2015年ガイドラインでは、目の前で突然倒れた小児や、人工呼吸に躊躇する（あるいは実施できない）場合は、胸骨圧迫のみのCPR[*3]が推奨されるようになった。

★AED[*4]　▶Point 2

　2分間の心肺蘇生を行った後、AEDを考慮する。
　乳児に対するAED使用は2010年のガイドラインより使用可能となった。

ワンポイントレクチャー　こんなときどうする？　小児・乳児のCPR

　小児は、いったん心停止になると、理想的な蘇生努力をしても、一般的に転帰はよくない。このため、呼吸障害やショックに気づいてすぐに介入し、心停止への進行を阻止することが大切となる。

　瞬時に危機的状況かどうかを判断し、それぞれにあった対応をすることが、看護師には求められている。

■救助者が1人の場合、緊急コールのタイミングは？

　目の前で突然倒れた場合は、ただちに緊急コールしてAEDを取りに行き、使用する。

　しかし、目撃がなく、時間の経過も不明な状態で発見された場合は、先にCPRを2分間行った後、AEDを取りに行く。AEDが入手できたら、ただちに使用する。

■意識・呼吸はないが、脈拍が確認できた場合は？

　人工呼吸を3〜5秒ごとに1回（1分間に12〜20回）軽く胸が上がる程度に行う。2分ごとに脈拍チェックし、脈が確認されなくなった場合はCPRを開始する。

文献
1）日本蘇生協議会：JRC蘇生ガイドライン2015. 医学書院，東京，2016.

＊1　PALS（pediatric advanced life support）：小児二次救命処置
＊2　BVM（bag valve mask）：バッグバルブマスク
＊3　CPR（cardiopulmonary resuscitation）：心肺蘇生
＊4　AED（automated external defibrillator）：自動体外式除細動器

3 「心肺停止」と急変時対応

検査入院の患者が目の前で倒れた

村松智惠

症例

冠動脈造影のため入院した患者が、病棟オリエンテーション中、目の前で胸を押さえながら倒れた。呼びかけに反応なく、呼吸もしていない。頸動脈も触れない。

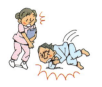

見る順番	観察したこと	アセスメント結果	対応
迅速評価 意識	呼びかけに反応なし	意識なし	★緊急コール
呼吸	していない	呼吸・循環サインの確認ができない	★胸骨圧迫 ▶Point 1 ★人工呼吸
循環	頸動脈が触れない ＊気道確保しながら頸動脈で脈を確認（5秒以上10秒以内）		★AED ▶Point 2
気道	呼吸をしていないため不明		

心肺蘇生の継続、ALS*¹、原因検索へ

経過	胸を押さえて眼の前で倒れた 冠動脈造影で入院	循環器疾患が原因の可能性あり	

蘇生継続時の注意点

- AEDを一度使用したら、電源は切らず、パッドも貼ったままにして、2分ごとに「解析→ショック（必要時）」を繰り返す。
- 明らかに体動があったり、発語があった場合のみ蘇生は中止できるが、それ以外の場合はCPR*⁴を続ける。

急変の原因とKeyword

● 心停止
● 冠動脈造影（実施前）

★胸骨圧迫 ★人工呼吸 ▶Point 1

循環と呼吸が確認できなければ、ただちにCPR*2（胸骨圧迫・人工呼吸）を開始する。死戦期呼吸や正常な呼吸をしていない場合は「呼吸なし」と判断する。

CPRは「胸骨圧迫30回：人工呼吸2回」を1サイクルとして5サイクル（2分間）実施する。胸骨圧迫の実施者は5サイクルごとに交代する。

胸骨圧迫は、胸骨の下半分を、1分間に100回～120回のリズムで、約5cmで6cmを超えないように圧迫する。圧迫と圧迫の間、胸部にもたれないようにする。また、圧迫の中断時間は最小限（10秒未満）にする。

呼吸がないと判断された場合には、BVM*3で換気を行う。過換気を避けるため、1回の呼吸は1秒で行い、軽く胸が上がる程度の換気とする。

換気は、頭部後屈あご先挙上によって気道確保をしてから行う。

換気の際に気道閉塞を認めた場合は、口腔内を確認し、可能なら原因を除去する。ただし、盲目的に指を入れてはならない。

★AED*4 ▶Point 2

AEDが届いたら、AEDを使用する。
パッド装着時には、以下の点に注意する。

● 体表面が濡れていないか：濡れていたら、体の前面を拭き取る。
● 貼付薬はないか：あれば、剥がして軽く拭く。
● 埋込み式ペースメーカーはないか：あれば、その上にパッドを貼ることを避ける。

体毛が多く解析できない場合は、貼付したパッドを除毛テープ代わりに剥がす。その後、新しいパッドを貼付して再解析を行う。

ワンポイントレクチャー こんなときどうする？ 成人のCPR

■意識はないが脈の確認ができた場合は？

人工呼吸を5～6秒ごとに1回（1分間に約10～12回）に行う。

2分ごとに脈拍をチェックし、脈が確認できなければ、ただちにCPRを開始する。

■ガイドライン変更点（2010と2015の比較）

変更点	ガイドライン2010	ガイドライン2015
胸骨圧迫の速さ	1分間に100回以上	1分間に100～120回
胸骨圧迫の深さ	5cm以上	約5cmで6cm以下
呼吸循環の確認	意識と呼吸を同時に確認	呼吸と循環を同時に確認

文献
1）日本蘇生協議会：JRC蘇生ガイドライン2015. 医学書院，東京，2016.

＊1 ALS（advanced life support）：二次救命処置
＊2 CPR（cardiopulmonary resuscitation）：心肺蘇生
＊3 BVM（bag valve mask）：バッグバルブマスク
＊4 AED（automated external defibrillator）：自動体外式除細動器

3 「心肺停止」と急変時対応

モニタ上、心停止になっているのを発見した

生駒周作

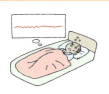

> **症 例**
>
> 夜勤帯、病棟ラウンドを終えてナースステーションに戻ると異常アラーム。モニタは心停止（VF*¹）である。あわてて駆けつけると、ベッド上の患者は反応がない。患者は80歳の男性で、先月の心臓カテーテル検査で3枝病変が見つかり手術目的で入院中。明朝、冠動脈バイパス術の予定だった。

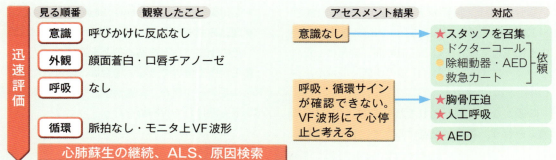

見る順番	観察したこと	アセスメント結果	対応
意識	呼びかけに反応なし	意識なし	★スタッフを召集 / ⦿ドクターコール / ⦿除細動器・AED / ⦿救急カート ｝依頼
外観	顔面蒼白・口唇チアノーゼ		
呼吸	なし	呼吸・循環サインが確認できない。VF波形にて心停止と考える	★胸骨圧迫 / ★人工呼吸
循環	脈拍なし・モニタ上VF波形		★AED

迅速評価

心肺蘇生の継続、ALS、原因検索

ALSへの移行

心停止（VF）の認識

↓

応援要請してCPR開始
ドクターコール・除細動器・救急カートの依頼

↓

リズムチェック
除細動の適応は？ → ROSC*⁴なら ★心停止後のケアへ

質の良いCPR
5サイクルの
CPR（約2分）
質の高いCPR！

■**適応あり（VF/無脈性VT）**
→すみやかに**除細動**！
（2相性150J、単相性360J）
除細動後はただちにCPR再開
■**適応なし（心停止/PEA*³）**
→ただちにCPR再開

★ルート確保と薬物療法
アドレナリン1mgを3〜5分ごとに反復投与
難治性VF/無脈性VTの場合はアミオダロン投与を考慮
⦿初回投与300mgボーラス
⦿追加投与150mg

★高度な気道確保器具の準備
挿管チューブ

★原因の検索
⦿循環血液量減少　⦿肺塞栓　⦿毒物
⦿アシドーシス　⦿低酸素血症　⦿急性冠症候群
⦿低体温　⦿低/高K血症
⦿心タンポナーデ　⦿緊張性気胸

急変の原因とKeyword

- 心停止
- 冠動脈バイパス術（実施前）

★迅速評価とCPR[*3] ▶p.16

この患者は、すでに意識消失と異常外観（顔面蒼白・口唇チアノーゼ）をきたしているため、まずは大きな声で応援要請（ドクターコール、除細動器、救急カート）をする。

応援要請後、呼吸と脈拍を同時に確認して、すみやかに胸骨圧迫から1人法でのCPRを開始する。なお、本症例では、VF波形を認識しているので、呼吸と脈拍の確認を省略してもよい。

心停止を認識したら、胸骨圧迫の開始を遅らせてはならない。

★一次評価とALS[*4]

1）除細動 ▶p.19

この患者はVFであり、除細動の適応リズムである。VFによる心停止症例では、早期除細動が生命予後を左右することから、除細動器が届きしだい、すみやかにパッドを装着して150J（2相性）または360J（単相性）で除細動を安全に実施する。ショック後は、ただちに胸骨圧迫から5サイクルのCPRを再開し、質の高いCPRを維持する。

ALSにおける除細動では、細かな設定調整が可能なマニュアル式除細動器（モニタ付）が望ましい。ただし、看護師のみでの実施は禁止されていることから、医師の到着に時間を要する場合や、手元にAED[*5]しかない場合などでは、看護師がAEDを使用した除細動を実施する。

2）ルート確保 ▶p.23

応援者が到着したら、薬剤投与ルートの確保を依頼する。

第一選択は、肘正中皮静脈などの末梢静脈路（20G前後のなるべく太いサイズ）である。しかし、心停止時は、血管虚脱などによって末梢穿刺が困難な場合も多いため、合併症に最大限注意したうえで、大腿静脈などの中心静脈路または骨髄路を確保する。穿刺の際、採血を実施しておくと、全身状態把握の手助けとなる。

応援の手に余裕がある場合は、複数路を確保すると、効率よい薬剤投与（輸血など）が可能となる。ただし、ルート確保に固執するあまり、CPRの中断や質の低下が起こらないように注意する。

3）薬物療法

ルート確保ができしだい、すみやかにアドレナリン1mgを投与して生理食塩液などで後押しする。以降は3〜5分間隔で繰り返し投与できるよう準備を整えておく。投与間隔を正確に把握するため、応援者のなかからタイムキーパーを指名して時間管理を徹底する。

■救急カート（例）

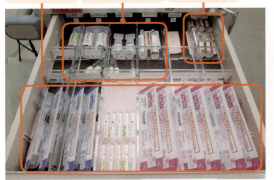

救急カート内の緊急薬

- 血管収縮薬
- Mg、Ca製剤
- 抗不整脈薬

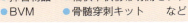
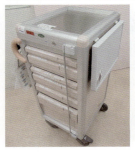
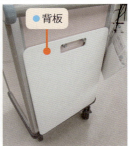

院内救急カート

〈主な物品〉
- 緊急薬
- 挿管物品
- BVM
- 注射器・輸液セット
- 輪状甲状靭帯切開セット
- 骨髄穿刺キット　　など
- 背板

除細動やアドレナリン投与でもVFが改善しない場合は、アミオダロン（初回300mgボーラス投与、2回目150mg）やリドカインなどの抗不整脈薬の投与が考慮されるため、救急カートにはさまざまな緊急薬を備え、不備や使用期限などについて毎日点検しておく必要がある。

なお、心停止の際に用いられていたバソプレシン（40単位の静注／骨髄投与）は、アドレナリンより有効であるという根拠がないことから、ガイドライン2015では削除されている。

■ 高度な気道確保器具の準備

応援者が到着しだい、BVM*6を用いた2人法によるCPRを行い、より確実な呼吸（気道）管理を行う。

この患者は、発見時から呼吸消失の状態であるため、高度な気道確保（気管挿管）も視野に入れてCPRにあたる必要がある。ただし、2人法（BVM）による換気が適切に行われている状況下では、気管挿管を急ぐ必要はない（準備は必須）。除細動や薬剤投与など、CPRのサイクルが安定した時点で挿管するなど、CPR中に挿入のタイミングを医師とともに検討する。

気管挿管の介助方法は、▶p.12 を参照のこと。

■ 原因の検索と心停止後のケア

ALSでは、原因検索を常に意識しながらCPRを実施する。心停止の原因を検索・特定し、それを是正することはROSC（自己心拍再開）*7を実現できる可能性が高まり、心停止の再発を予防するうえでもきわめて重要である。右表に「心停止の原因と対処」を示す。

この患者は、3枝病変の既往があり、冠動脈バイパス術を予定していたことから、ACS（急性冠症候群）が原因による心停止が最も考えられる。ROSC後は12誘導心電図を取り、ST変化や不整脈を監視する。ACSが疑わしい症例の場合は、心臓カテーテル検査の実施が推奨されるため、円滑に治療を進められるよう、あらかじめカテーテル治療室のスタッフと連携をとる。心臓カテーテル検査施行後、必要に応じて冠動脈インターベンションなどの再灌流療法や緊急冠動脈バイパス術など治療が行われる。

心停止後のケアとして、低体温療法は、ROSC後の神経学的回復を改善させることが証明されている。心停止後にROSCが認められた昏睡状態にあるすべての成人患者に対し、32～36℃から目標体温を選び、少なくとも24時間維持することが推奨されている。

ガイドライン2015で「ココが変わった！」

■ 復温方法とその特徴

保温
- 温暖環境への移動
- 放熱抑制（濡れた着衣の交換、毛布による断熱）

表面加温（深部体温≧32℃、緩徐な復温に適する）
- 電気毛布、ブランケット
- 赤外線ウオーマー、温水浴

中枢加温（深部体温≦32℃、急速加温に適する）
- 加温輸液、吸入気加温・加湿
- 加温生理食塩液による胃・膀胱などの灌流
- 体外循環装置と熱交換器による加温（PCPS・CHDFなど）

ワンポイントレクチャー　蘇生努力の中止

懸命な努力のもとにALSを行ったにもかかわらず、患者が治療に反応を示さない場合は、蘇生努力の中止が検討される。現場では、蘇生努力の中止にあたって「心停止からCPR・除細動までの時間や原因疾患」「治療に対する反応性」など、さまざまな指標が用いられているが、明確な指標は存在しない。

AHAガイドライン2015では「気管挿管患者においてETCO2が20分間のCPR後に10mmHg以下である場合、蘇生努力を中止する時期を決定する集学的アプローチの1つの要素としてもよいが、これを単独で用いるべきではない」との記載が加わった。これは、20分間のCPR後にETCO2が低いとROSCと蘇生の可能性がきわめて低いことが明らかになったためで、今後の重要な判断指標の1つとなる可能性がある。

ただし、最も重要なことは、主治医を中心とした患者にかかわる全医療スタッフが、患者・家族の尊厳を一番に考え、総合的な判断のもとに決定することである。

■心停止の原因と対処（5H／5T）

原因	身体所見による手がかり	主な対処
循環血液量減少 （Hypovolemia）	頸静脈の虚脱、出血の有無	大量補液、出血源の止血
低酸素症 （Hypoxia）	チアノーゼ、血液ガス、気道のトラブル	酸素化、換気、異物の除去、挿管
水素イオン：アシドーシス （Hydrogen：acidosis）	糖尿病・腎不全の既往、炭酸水素イオン反応性の慢性的なアシドーシス	炭酸水素ナトリウム、換気
高カリウム血症 （Hyperkalemia） 低カリウム血症 （Hypokalemia）	〈高カリウム血症〉 腎不全・糖尿病・投薬の既往、最近の透析 〈低カリウム血症〉 カリウムの異常な喪失、利尿薬の使用	〈高カリウム血症の治療〉 炭酸水素ナトリウム、グルコース＋インスリン、塩化カルシウム、透析など 〈低カリウム血症の治療〉 カリウムの補充 心停止なら硫酸マグネシウムも投与
低体温 （Hypothermia）	寒冷にさらわれた既往、深部体温	復温
薬物 （Toxins） 〈抗うつ薬、ジゴキシン、β遮断薬など〉	注射痕、怪しい空ボトルの有無、徐脈、瞳孔、神経学的所見	薬物スクリーニング、解毒薬 胃洗浄、活性炭など
心タンポナーデ （Tamponade：cardiac Tamponade）	CPR施行しても脈が触れない、頸静脈怒張	心嚢穿刺・ドレナージ・開窓術
緊張性気胸 （Tension Pneumothorax）	CPR施行しても脈が触れない、頸静脈怒張、気管の偏位、呼吸音の左右差、換気困難	胸腔穿刺・ドレナージ
血栓症（心臓）：急性冠症候群 （Thrombosis coronary）	既往歴、心電図、心筋マーカー	再灌流療法、抗凝固療法
血栓症（肺）：肺塞栓 （Thrombosis Pulmonary）	既往歴、CPRを施行しても脈が触れない、頸静脈怒張	外科的塞栓除去、抗凝固療法

文献
1）日本蘇生協議会：JRC蘇生ガイドライン2015. 医学書院，東京，2016.
2）American Heart Association：アメリカ心臓協会 心肺蘇生と救急心血管治療のためのガイドライン2010. http://eccjapan.heart.org/pdf/ECC_Guidelines_Highlights_2010JP.pdf［2016年4月5日アクセス］.
3）American Heart Association：心肺蘇生と救急心血管治療のためのガイドラインアップデート2015ハイライト. https://eccguidelines.heart.org/wp-content/uploads/2015/10/2015-AHA-Guidelines-Highlights-Japanese.pdf［2016年4月5日アクセス］.
4）American Heart Association：BLSヘルスケアプロバイダー受講者マニュアル AHAガイドライン2010準拠. シナジー，東京，2011.
5）American Heart Association：ACLSプロバイダーマニュアル AHAガイドライン2010準拠. シナジー，東京，2012.
6）佐藤憲明編著：急変対応のすべてがわかるQ&A. 照林社，東京，2011.
7）道又元裕，長谷川隆一，濱本実也，他編：クリティカルケア実践の根拠. 照林社，東京，2012.

＊1　VF（ventricular fibrillation）：心室細動
＊2　ALS（advanced life support）：二次救命処置
＊3　PEA（pulseless electrical activity）：脈なし電気活性
＊4　CPR（cardiopulmonary resuscitation）：心肺蘇生
＊5　AED（automated external defibrillator）：自動体外式除細動器
＊6　BVM（bag valve mask）：バッグバルブマスク
＊7　ROSC（return of spontaneous circulation）：心拍再開

頭蓋内圧亢進とは

脳は、周囲を囲む頭蓋骨によって外部の刺激から保護されている。しかし、頭蓋内に出血や浮腫などの病変が生じて頭蓋内容量が増えると、外に逃げるスペースがないため、頭蓋内腔の圧力が亢進する。これを頭蓋内圧亢進といい、脳が圧迫されていることを示す。

> **頭蓋内圧亢進の原因疾患**
> - 頭蓋内占拠病変による頭蓋内容量の増加：脳腫瘍、脳浮腫（脳梗塞・脳挫傷などによる）、脳出血、頭蓋内血腫、脳膿瘍など
> - 脳脊髄液量の増加：水頭症、クモ膜下出血など

脳ヘルニアとは

頭蓋内腔は、硬膜によっていくつかの区画に分かれており、通常、脳はその区画内に納まっている。

頭蓋内圧が亢進すると、圧迫によって髄液や血流障害が生じ、さらに亢進していくと脳実質が本来納まっている区画からはみ出してしまう。この状態を脳ヘルニア（脳嵌入）という。

はみ出して絞扼された脳は、不可逆的な組織障害を生じて致死的となるため、頭蓋内圧

> **頭蓋内圧亢進の主症状**
> - 急激な亢進：頭痛、嘔吐、意識障害、瞳孔異常、呼吸不全、血圧上昇、脈圧拡大、徐脈
> - 慢性的な亢進：頭痛、嘔吐、うっ血乳頭による視力障害
>
> 赤字はクッシング徴候
>
> 青字は頭蓋内圧亢進の3大症状

亢進症状を早期発見し、迅速に対処することが重要になる。

頭蓋内圧亢進を予防する看護ケア

頭蓋内圧亢進を助長する因子には、咳やいきみによる胸腔内圧や腹圧の上昇、発熱、体位による静脈還流障害、高二酸化炭素血症などがある。そのため、不要な吸引や浣腸など危険を増大させるケアは避けなければならない。

頭蓋内圧亢進を予防するケアとしては、体温管理や疼痛管理、呼吸ケア、便秘や努責を防ぐような排便の調整、体位管理などがある。

静脈還流を改善するための体位は15〜30度程度の頭位挙上が望ましいとされる。また、枕が高すぎると頸部が屈曲し、静脈還流が阻害されるため注意する必要がある。

（三浦敦子）

Part 3

知りたい! 疾患別・治療を予測した動き方

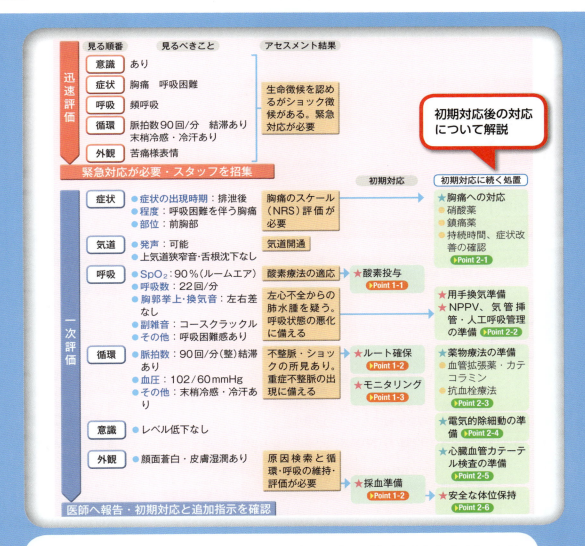

見る順番	見るべきこと	アセスメント結果		初期対応後の対応について解説

迅速評価

意識	あり
症状	胸痛　呼吸困難
呼吸	頻呼吸
循環	脈拍数90回/分　結滞あり 末梢冷感・冷汗あり
外観	苦痛様表情

生命徴候を認めるがショック徴候がある。緊急対応が必要

緊急対応が必要・スタッフを招集

初期対応　　　　初期対応に続く処置

一次評価

症状	●症状の出現時期：排泄後 ●程度：呼吸困難を伴う胸痛 ●部位：前胸部

胸痛のスケール（NRS）評価が必要 → ★胸痛への対応
●硝酸薬
●鎮痛薬
●持続時間、症状改善の確認　▶Point 2-1

気道	●発声：可能 ●上気道狭窄音・舌根沈下なし

気道開通

呼吸	●SpO₂：90％（ルームエア） ●呼吸数：22回/分 ●胸郭挙上・換気音：左右差なし ●副雑音：コースクラックル ●その他：呼吸困難感あり

酸素療法の適応 → ★酸素投与　▶Point 1-1

左心不全からの肺水腫を疑う。呼吸状態の悪化に備える → ★用手換気準備
★NPPV、気管挿管・人工呼吸管理の準備　▶Point 2-2

循環	●脈拍数：90回/分（整）結滞あり ●血圧：102/60mmHg ●その他：末梢冷感・冷汗あり

不整脈・ショックの所見あり。重症不整脈の出現に備える → ★ルート確保　▶Point 1-2
★モニタリング　▶Point 1-3

★薬物療法の準備
●血管拡張薬・カテコラミン
●抗血栓療法　▶Point 2-3

意識	●レベル低下なし

★電気的除細動の準備　▶Point 2-4

外観	●顔面蒼白・皮膚湿潤あり

原因検索と循環・呼吸の維持・評価が必要 → ★採血準備　▶Point 1-2

★心臓血管カテーテル検査の準備　▶Point 2-5

★安全な体位保持　▶Point 2-6

医師へ報告・初期対応と追加指示を確認

「急変対応」のながれは、実のところ、**Part 2**まで知っておけば十分かもしれません。ただ、その後の対応を知っていると、より自信をもって対応できるのは確かです。

Part 3では、病棟で起こりうる急変の原因のうち、代表的な4つの病態を取りあげ、「その後の治療」を予測した対応のながれを解説していきます。

心筋梗塞

枡田ゆかり

症 例

高脂血症・高血圧・糖尿病の既往があり、労作時の呼吸困難感を主訴に検査
入院をしていた患者。明け方、「排便後から胸苦しさがあり、安静にしても
治まらない」とナースコール。訪室すると、患者は前胸部に手を当てて苦痛
様表情をしている。頻呼吸であり、皮膚は湿潤し、冷たい。

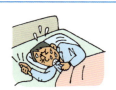

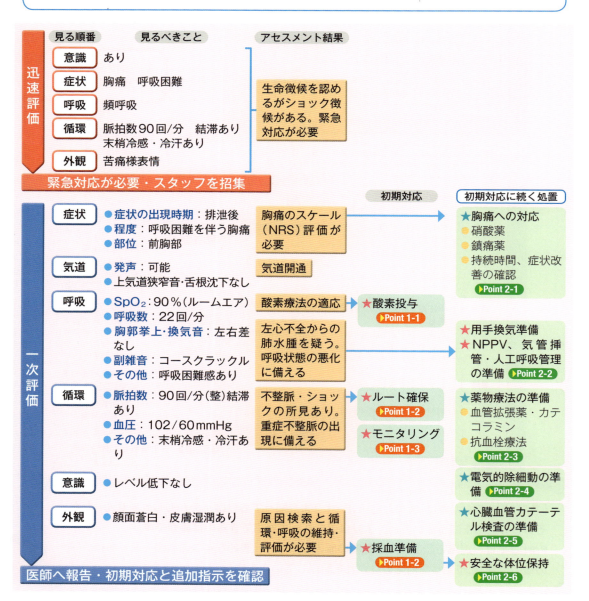

初期対応

★酸素投与　▶Point 1-1

　この患者のSpO$_2$は90％であり、PaO$_2$は60mmHgと予測され、酸素療法の適応である。また、顔面蒼白・末梢冷感・冷汗がありショック状態のため、酸素投与を開始する。

　末梢循環不全によって、SpO$_2$測定値が不安定となることがある。この場合、装着部位を耳朶や側額部に変更する工夫や、血液ガスデータと合わせて酸素化の評価をする必要がある。

★ルート確保　★採血準備　▶Point 1-2

　ショック症状があるため、早急に輸液・薬剤投与ができるようルートを確保する。

　原因検索のため、指示された項目の採血をする。

★モニタリング　▶Point 1-3

　結滞があり、不整脈の危険性が高いため、モニタ心電図の装着、12誘導心電図での不整脈判読を行う。

　心筋梗塞の場合、梗塞部位に特異的な心電図となり診断に有用である▶p.130 図。同じ部位で心電図を記録・評価できるよう電極の位置に注意する。また、心筋梗塞では不整脈を合併しやすく、早期発見・対処できるよう、心電図波形、血圧・脈拍、SpO$_2$の変動を観察する。

　心筋梗塞による心原性ショックからの低心拍出量症候群では血圧低下、脈拍増減、不整脈、蒼白、冷感、冷汗、意識レベルの低下、尿量減少、SpO$_2$低下が見られるため、注視して観察する。

● 血圧：心筋梗塞では、心臓のポンプ機能低下から、急激な血圧低下、脈圧減少をきたすことがある。血圧低下は、血管拡張薬の影響によっても生じうる。一方、高血圧では、心破裂の危険性が高まるため血圧のコントロールが必要となる。このため、継続した血圧測定をする。血圧の変動が激しい症例では、観血的動脈圧モニタで動脈圧とともに動脈圧波形を観察する。

● 脈拍・心電図：心筋梗塞後24時間は不整脈が出現しやすい。心原性ショックでの頻脈、心筋傷害による徐脈やブロック、心房・心室不整脈や致死的不整脈などの早期発見・対処が必要で

疾患の理解

　急性心筋梗塞は、急性冠症候群（ACS[*1]）に含まれる疾患であり、冠動脈の狭窄・攣縮、閉塞によって心筋への血流が途絶えることで心筋虚血から心筋壊死に至る病態である。

　冠動脈の危険因子として、高血圧、高脂血症、糖尿病、肥満、喫煙、運動不足、ストレス・緊張、性別、年齢、家族歴がある。

　心筋梗塞は、胸痛と心電図変化、心エコーでの心収縮力低下・壁運動異常、血液データでの心筋傷害マーカー（CK、トロポニンなど）陽性が特徴的な疾患である。

　また、患者は、心臓のポンプ機能低下から、心原

性ショック、心不全を合併しやすい。さらに、虚血となった心筋は、興奮性が高まり、不整脈が出現しやすい。

　このため、心筋梗塞患者は生命危機状態になりやすく、迅速な観察と対処が重要である。

　急性心筋梗塞が疑われたら、初期治療としてMONAが検討される。

● M：モルヒネ
● O：酸素
● N：ニトログリセリン
● A：アスピリン

＊1　ACS（acute coronary syndrome）：急性冠症候群

■心筋梗塞の心電図変化

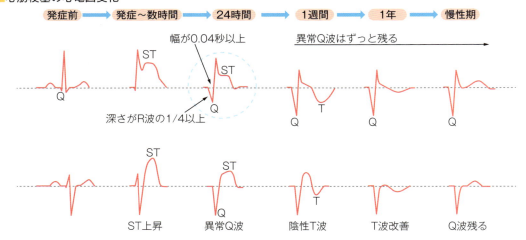

ある。
●**呼吸**：心原性ショックによって代謝性アシデミアが生じると、呼吸性代償により頻呼吸となる。また、左心不全により肺うっ血、肺水腫が生じると、頻呼吸・副雑音（コースクラックル）・喘鳴・起坐呼吸を呈する。呼吸数の変化、呼吸音・副雑音、呼吸パターンを観察する。

●**意識レベル**：心原性ショックによる脳血流低下や左心不全による肺水腫からの低酸素血症は、意識レベルの低下や不穏を引き起こしうる。また、胸痛や呼吸困難への恐怖から、混乱状態となることがある。さらに、致死的不整脈による循環不全の助長は意識レベルの変調に影響する。

■ 初期対応に続く治療・処置

★胸痛への対応　▶Point 2-1

　胸痛は、スケール（NRS[*1]）を使用して評価する。胸痛の増減と心電図変化、バイタルサインを併せてアセスメントする。

　この患者には、心筋虚血による胸部症状があるため、硝酸薬の舌下投与を行う。硝酸薬舌下投与には、胸部症状の緩和、心筋酸素消費量の減少、心筋梗塞サイズの軽減などの効果があるが、血圧低下が生じやすいため、血圧測定を継続する。

　また、胸部症状緩和、血圧コントロール、肺うっ血治療のため硝酸薬を静注することがある。

　硝酸薬使用後も胸部症状が持続する場合は、鎮痛薬としてモルヒネを投与するため準備する。

★用手換気準備　▶Point 2-2
★NPPV、気管挿管・人工呼吸準備

　心筋梗塞において、肺うっ血やSpO$_2$ 94％未満の場合、酸素療法の適応となる。

　副雑音ではコースクラックルが聴取されており、左心不全からの肺水腫が考えられる。さらなる呼吸状態の悪化が予測されるため、高流量・高濃度の酸素療法ができる酸素マスクや、用手換気（BVM[*2]・ジャクソンリース）、陽圧換気・PEEPにより呼吸をアシストできるNPPV[*3]や気管挿管・人工呼吸管理の準備を行う。

★ 薬物療法の準備　▶Point 2-3

　緊急時に薬剤投与ができるよう、輸液と薬剤ルートの整理をする。

　心臓血管カテーテル検査・治療に備えて、ルートを長くする。また、緊急薬剤が側注できるルートにしておく。

1）抗血栓療法

　抗血小板薬（アスピリン）を噛み砕くと、15分以内に血小板凝集抑制作用が発現する。さらに、抗凝固療法（ヘパリン静注）を併用すると、血栓症のリスクが低減し、心筋梗塞の治療成功率が高くなる。このため、再灌流療法の補助療法として抗血栓薬の併用が推奨されている。

　また、心臓血管カテーテル治療（ステント留置）を行うときは、ステント内血栓症を予防するため、アスピリンとチエノピリジン系抗血小板薬の2剤併用療法が推奨されている。

2）血管拡張薬

　心臓血管カテーテル治療を行うときには、冠微小循環改善を目的に血管拡張薬が静注される。血管拡張作用による血圧低下に注意する。

★ 電気的除細動の準備　▶Point 2-4

　心筋梗塞では、心室頻拍・心室細動、高度徐脈などの致死的不整脈に移行しやすい。迅速に不整脈対応ができるよう準備する。

　また、緊急時に使用する経皮ペーシングや電極による除細動の方法も確認しておく。

★ 心臓血管カテーテル検査の準備　▶Point 2-5

　心筋梗塞治療は、冠動脈の早期再灌流により心筋梗塞の範囲拡大を抑え、合併症を最小限にすることを目的に行う。心臓血管カテーテル検査では、冠動脈造影で冠動脈狭窄・閉塞部位を特定し、バルーン・ステント治療で冠動脈の再開通をする。

　診療報酬改定で「症状発現後12時間以内に来院し、来院から責任病変の再開通までの時間（door to balloon time）が90分以内であること」が条件の1つとなった。早期に冠動脈の再灌流をすることは患者の予後だけでなく診療報酬にも影響するため、迅速な対応が必要である。

　造影剤を使用するため、アレルギーの有無、腎機能のデータを確認する。

★ 安全な体位保持　▶Point 2-6

　心筋梗塞では、血圧変動や不整脈、呼吸不全をきたしやすいため、迅速に処置できるようベッド上安静とする。

　検査への移動はストレッチャーもしくはベッドでとし、移動が最小限になるよう工夫する。

文献
1）日本循環器学会，日本冠疾患学会，日本救急医学会，他：ST上昇型急性心筋梗塞の診療に関するガイドライン（2013年改訂版）. http://www.j-circ.or.jp/guideline/pdf/JCS2013_kimura_h.pdf［2016年4月5日アクセス］.
2）日本蘇生協議会 編：JRC蘇生ガイドライン2015. 医学書院，東京，2015.
3）高橋章子：救急患者の観察・アセスメント・対応. メディカ出版，大阪，1998：128-132，133-136
4）Leach R著，益子邦洋 監訳：一目でわかるクリティカルケア. メディカルサイエンスインターナショナル，東京，2006：34-35.
5）斎藤宣彦：ナースのための循環器レクチュア 第3版. 文光堂，東京，1998.

＊1　NRS（numeric rating scale）：数字評定尺度
＊2　BVM（bag valve mask）：バッグバルブマスク
＊3　NPPV（noninvasive positive airway pressure）：非侵襲的陽圧換気

不整脈

枡田ゆかり

症 例

健康診断で心電図異常を指摘され、検査目的で入院した患者。ナースコールがあり、訪室すると、胸部不快感を訴えた。検脈すると、脈拍の乱れがあった。

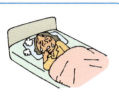

見る順番	見るべきこと	アセスメント結果

迅速評価

意識	あり
症状	胸部不快感
呼吸	安静
循環	脈拍のリズム不整あり
外観	苦痛様表情

生命徴候を認め、ショック徴候もない。ただし心電図異常による入院なので、迅速な対応が必要

緊急対応が必要・スタッフを召集

初期対応　　初期対応に続く処置

一次評価

症状	●出現時期：安静時 ●程度：動悸のある胸部不快

不整脈の自覚症状と考えられる。不整脈の有無と自覚症状の変化に注意が必要

気道	●発声可能

気道開通

呼吸	●安静

肺の異常を示す所見なし。ただし、不整脈による循環への影響から、呼吸状態悪化に備える必要あり

→ ★酸素投与
★BVM・気管挿管準備
▶Point 1-3

循環	●脈拍数：132回/分（結滞・リズム不整のため測定しにくい） ●血圧：124/66mmHg ●その他：末梢冷感あり

ショック所見あり。不整脈あり

→ ★ルート確保
▶Point 1-2 → ★抗不整脈薬の準備 ▶Point 2-1

→ ★モニタ心電図・12誘導心電図 ▶Point 1-1 → ★電気的除細動の準備 ▶Point 2-2

→ ★ペーシング準備
▶Point 2-3

意識	●レベル低下なし

外観	●苦痛様表情

循環の維持と原因検索が必要

→ ★採血準備
▶Point 1-2 → ★採血データ確認（電解質など）

医師へ報告・初期対応と追加指示を確認

初期対応

★モニタ心電図・12誘導心電図 ▶Point 1-1

　この患者は、胸部不快感を訴え、結滞・リズム不整が確認されており、不整脈が疑われる。

　対処方法は、不整脈の種類により異なるため、迅速に判読できるよう、モニタを装着し、12誘導心電図を実施する。

★ルート確保　★採血準備 ▶Point 1-2

　抗不整脈投与の薬物治療をするため、ルートを確保する。

　不整脈は、心臓が原因となる場合だけでなく、血液データ異常が原因である場合もあるため、採血の準備をする。

★酸素投与 ▶Point 1-3

　不整脈による低心拍出症候群から呼吸状態の悪化をきたす危険性があるため、状態の悪化に備えて酸素投与の準備をする。

疾患の理解

　循環は、適切な心拍数・前負荷・収縮力・後負荷によって維持されている。

　不整脈が出現すると、循環が維持できなくなる危険性が高まるため、「循環が維持できているか」のアセスメントが必要となる。

　不整脈は、重症患者でよく見かけられ、早期発見と迅速な診断・治療が必要である。

　不整脈の原因は、心疾患に合併する場合、心筋虚血、低酸素血症、酸塩基平衡異常、電解質異常、IN/OUTバランスの過不足、薬物、副交感神経刺激（吸引・疼痛など）、心臓刺激（心内カテーテル）などさまざまであるため、原因を検索し、早急な是正が必要である。

以下に、観察のポイントを示す。

- 現病歴、既往歴、薬剤投与状況
- 冠動脈危険因子の有無
- 症状の出現時間、程度、部位、持続時間
- 発症のきっかけ（安静時・労作時）
- 随伴症状の有無（動悸、めまい、嘔気、呼吸困難）など

不整脈の種類、心拍数、リズムにより、薬物療法や電気的除細動、カルディオバージョン、ペースメーカー治療、心臓カテーテル治療が選択される ▶p.138 。

■循環を維持する要素

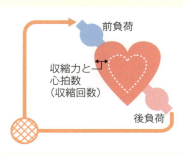

初期対応に続く治療・処置

心房細動は、一過性のものから慢性的なものまでさまざまである。心房細動の誘因も、加齢、基礎疾患（弁膜症、高血圧、冠動脈疾患、心不全、心筋症、呼吸器疾患、甲状腺機能亢進症など）、IN/OUTバランス異常、電解質異常など多種多様である。心房細動では、誘因・基礎疾患がある場合には、その治療が優先されるが、自覚症状が強い場合や、循環・呼吸に悪影響がある場合は、不整脈治療の対象となる。

この症例では、末梢冷感以外のショック徴候は見られなかったため、12誘導心電図を実施。心電図解析の結果、発作性頻拍性心房細動と判明した。

以下に、対応の実際を示す。

症状や過呼吸など、循環・呼吸への影響を最小限にする。

★電気的除細動の準備 ▶Point 2-2

基礎疾患に心疾患がある場合、心房細動を発症すると、循環・呼吸状態悪化の危険性が高まる。緊急的に心房細動を停止するため電気的除細動が選択される。

ただし、48時間以上続く心房細動や持続時間不詳の心房細動に対して電気的除細動を行うと、血栓性合併症の危険がある。そのため、抗凝固療法後、あるいは心エコーや経食道心エコーで心内血栓がないことを確認してから実施する。

★抗不整脈薬の準備 ▶Point 2-1

心房細動では、心拍数調節のための薬物治療、洞調律維持のための薬物治療が選択される。抗不整脈薬投与時は、心電図波形や脈拍数の変化による血圧変動に注意してモニタリングを継続する。

患者の自覚症状に配慮し、不安によるパニック

★ペーシングの準備 ▶Point 2-3

徐脈性不整脈の場合、心拍数調節のためペースメーカー治療が選択される。緊急時に使用できるよう、経皮ペーシング方法、体外式ペースメーカー挿入手順を確認しておく。

ワンポイントレクチャー	リズム不整のない徐脈・頻脈の原因と対処		
頻脈	運動・労作→安静	**徐脈**	脳圧亢進→脳圧コントロール
	発熱→解熱		心筋虚血→原疾患の治療
	貧血・肺塞栓・心筋虚血・心不全→原疾患の治療		低体温→復温
	不安神経症→カウンセリング・安定剤		甲状腺機能低下症→原疾患の治療
	甲状腺機能亢進症→原疾患の治療		

文献
1）中村惠子，柳澤厚生監修：ナースのためのNEW心電図の教室．学研メディカル秀潤社，東京，2005.
2）谷川仲一：心電図モニター．へるす出版，東京，2004.
3）Leach RM著，益子邦洋監訳：一目でわかるクリティカルケア．メディカル・サイエンス・インターナショナル，東京，2006.
4）日本循環器学会，日本小児循環器学会，日本心臓学会，他：循環器病の診断と治療に関するガイドライン（2008年合同研究班報告）．不整脈薬物治療に関するガイドライン（2009年改訂版）．http://www.j-circ.or.jp/guideline/pdf/JCS2009_kodama_h.pdf［2016年4月5日アクセス］.
5）日本蘇生協議会：JRC蘇生ガイドライン2015．医学書院，東京，2015.

■ 緊急度・重症度から見た対処

	不整脈	治療対処
致死的不整脈 緊急処置が必要	● 心室細動　● 心室頻拍	● ただちに心肺蘇生、電気的除細動
	● Ⅲ度（完全）房室ブロック ● 洞機能不全症候群：アダムスストークス発作を伴う （脈拍＜40回/分以下の高度な徐脈、洞停止、徐脈 頻脈症候群）	● 体外式ペースメーカー挿入
重症不整脈 致死的不整脈に移 行する危険性が高 い	● 心室性期外収縮（R on T型、ショートラン、多源性）	● 抗不整脈薬の投与
	● Ⅱ型房室ブロック（モビッツⅡ型） ● Ⅲ度房室ブロック	● アトロピン、プロタノール®投与 ● 体外式ペースメーカーの挿入
	● 発作性心室頻拍	● 抗不整脈薬投与 ● 電気的除細動
致死的になる危険 性は少ないが治療 が必要な不整脈	● 頻拍性心房細動・心房粗動 ● 発作性上室性頻拍	● 抗不整脈薬投与 ● 電気的除細動
	● 頻発する期外収縮	● 抗不整脈薬投与
要観察で治療の必 要がない不整脈	● 散発する期外収縮、慢性心房細動 ● Ⅰ度房室ブロック、洞性不整脈	● モニタリングの継続、検脈

■ 不整脈対応チャート

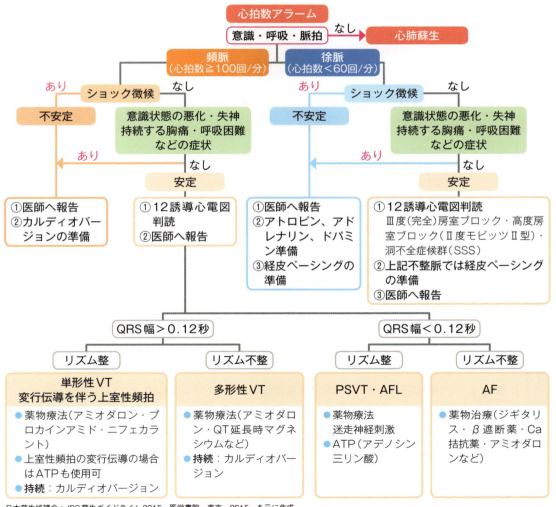

日本蘇生協議会：JRC蘇生ガイドライン2015. 医学書院，東京，2015. を元に作成

喘息

福田昌子

症 例

気管支喘息の既往があり、術後1日目の患者。呼吸困難が出現し、「座って、いる、ほうが、楽だ」と訴えた。脈拍114回/分、呼吸数28回/分、酸素吸入なしでSpO$_2$ 90％。末梢冷感はなく、口唇にチアノーゼを認めた。発汗著明、呼気が延長し、頻呼吸・努力呼吸で呼気時に喘鳴が聴取された。会話はとぎれがちであった。

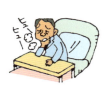

迅速評価	見る順番	見るべきこと	アセスメント結果
	意識	あり	生命徴候を認め、ショック状態でもないが、喘鳴著明のため、迅速な対応が必要
	症状	呼吸困難	
	呼吸	肩呼吸、頻呼吸 呼気延長、呼気時に喘鳴あり	
	循環	脈拍数114回/分 末梢冷感なし	
	外観	口唇チアノーゼ、発汗著明	

緊急対応が必要・スタッフを召集

初期対応　　初期対応に続く処置

一次評価				
症状	●**出現時期**：術後1日目 ●**程度**：喘息の既往あり ●途切れがちな会話			
気道	●**発声**：可能、嗄声なし	気道開通	★酸素投与（SpO$_2$ 95％を目標に）▶Point 1-1	
呼吸	●**呼吸数**：28回/分 ●**SpO$_2$**：90％（ルームエア） ●**その他**：呼気時喘鳴、左右差なし、呼気延長、肩呼吸	酸素療法の適応 急激な呼吸状態の悪化。さらなる悪化に備える	★BVM・気管挿管準備▶Point 1-1	
循環	●**脈拍数**：114回/分 ●**血圧**：140/62mmHg ●**その他**：末梢冷感・湿潤あり	ショック所見あり。さらなる進行に注意	★ルート確保・モニタ装着の準備	
意識	●レベル低下なし	安楽体位の保持	★体位調整	★重症度評価 ●発作強度の確認 ▶Point 2-1
外観	●顔面蒼白 ●創部の出血なし ●発汗著明 ●座位を好む	原因検索と酸素化評価が必要	★採血準備 ★喘鳴評価▶Point 1-2	★薬物療法 ●吸入療法 ●点滴療法 ▶Point 2-2

医師へ報告・初期対応と追加指示を確認

初期対応

★酸素投与　★BVM・気管挿管準備　▶Point 1-1

　この患者は、SpO_2 90％で低酸素血症をきたしているため、すみやかに酸素投与を開始し、さらなる低酸素状態を回避する。

　また、努力呼吸を認め、発汗・続かない会話など、急変に至る危険なサインが見られている。補助換気・気管挿管がいつでも開始できるよう準備する。

★喘鳴評価　★採血準備　▶Point 1-2

　SpO_2低下があるため、バイタルサイン、痛みや呼吸困難の持続時間・発生したきっかけの有無を確認する。

　低酸素血症は、貧血によっても起こるため、創部からの出血の有無も確認する。

　この患者の場合、既往に喘息があるため、低酸素状態の原因が喘息なのか確認するため、発作性の呼吸困難・喘鳴・咳嗽（湿性咳嗽）・胸部圧迫感・違和感などがないか、意図的に患者の身体所見をチェックする。ただし、これらの症状は他の疾患でも起こりうる。

　低酸素血症の原因が喘息以外であることも念頭に置き、鑑別すべき疾患の特徴的な身体所見が見られないか、患者の状態を観察する。

　特に、急変に至る可能性が高い疾患（下表）は注意が必要である。

■喘息と鑑別が必要な疾患

- ●上気道疾患：喉頭炎、喉頭蓋炎、VCD（声帯機能不全）[*1]
- ●中枢気道疾患：気管内腫瘍、気道異物、気管軟化症、気管支結核
- ●気管支～肺胞領域の疾患：COPD[*2]
- ●循環器疾患：うっ血性心不全、肺血栓塞栓症
- ●薬剤：アンジオテンシン変換酵素阻害薬などの薬物による咳
- ●その他：自然気胸、過換気症候群、心因性咳嗽

日本アレルギー学会監修：喘息予防・管理ガイドライン 2015 成人ダイジェスト版. 協和企画, 東京, 2015：4. より引用

疾患の理解

　喘息は、気道の慢性炎症によって気道狭窄と気道過敏症が亢進し、咳や喘鳴・発作性の呼吸困難を繰り返す疾患である。

　気道狭窄は、治療によって改善するが、気道炎症が持続すると、気道構造が変化して非可逆性となる。

　喘息が重症化するメカニズムは、依然として不明な点が多いが、女性、肥満、非アトピー型喘息、長期罹病、気道リモデリング、喫煙、アスピリン感受性などの関与が指摘されている。

■気道リモデリング

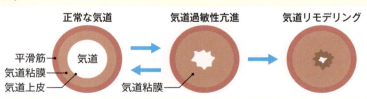

正常な気道　　　　気道過敏性亢進　　　　気道リモデリング

平滑筋　気道粘膜　気道上皮　気道　気道粘膜

＊1　VCD（vocal cord dysfunction）：声帯機能不全
＊2　COPD（chronic obstructive pulmonary disease）：慢性閉塞性肺疾患

初期対応に続く治療・処置

★重症度評価　▶Point 2-1

呼吸状態悪化時は、特に、患者の呼吸状態を注意深く観察する。

急変に至る可能性がある疾患のそれぞれの特徴的な身体所見 ▶p.43 や、重症度を判断できる所見の特徴を見逃してはいけない。

喘息発作時の喘鳴の程度によって重症度を判断する Jonsson分類は有用である。

■Jonsson分類による聴診所見

〔この患者の所見〕

- ●Grade 0：喘鳴を聴取しない
- ●Grade 1：強制呼気時のみに喘鳴を聴取する
- ●Grade 2：平静呼吸下で吸気時のみ喘鳴を聴取する
- ●Grade 3：平静呼吸下で吸気、呼気ともに喘鳴を聴取する
- ●Grade 4：平静呼吸下で吸気、呼気ともに喘鳴を聴取するが弱く、呼吸音そのものが弱い、いわゆる silent chest

★薬物療法　▶Point 2-2

呼吸状態悪化の原因を喘息と判断したら、すみやかに症状から喘息発作強度判定を行い、治療ステップを選択する（右表）。患者の状態に合わせ、医師の指示を予測し、医師到着後すみやかに治療を開始できるよう準備しておく。

気管挿管の適応となる症状が出現していないか注意深く観察するとともに、BVM[*3]や気管挿管による換気が行えるよう準備し、急変に備える。

■気管挿管の適応

- ●高度の換気障害もしくは心停止、呼吸停止が見られる
- ●明らかな呼吸筋疲労が見られる
- ●酸素を最大限投与してもPaO_2 50 mmHg未満・$PaCO_2$が1時間5 mmHg以上上昇

ワンポイントレクチャー｜喘息発作時の呼吸音

喘息発作の状態が重篤であると、呼吸困難のため動けず、前屈位（起坐位）をとり、会話も困難で、意識が混濁・興奮・喪失することもある。仰臥位への体位変換は、病状の悪化をきたすこともあるため注意する。

呼吸音の減弱ないし消失（Jonsson分類Grade 4）は、呼吸停止またはその切迫を示す徴候である。また、チアノーゼを認める場合は、重篤発作と判断する。

文献
1）日本アレルギー学会監修：喘息予防・管理ガイドライン2015成人ダイジェスト版. 協和企画，東京，2015：4，19-28.
2）落合慈之：気管支喘息. 落合慈之監修，石原照夫編，呼吸器疾患ビジュアルブック，学研メディカル秀潤社，東京，2011；151-160.

＊3　BVM（bag valve mask）：バッグバルブマスク

■喘息発作の強度とめやすとなる発作治療ステップ

※発作強度は主に呼吸困難の程度で判断（他項目は参考事項）。異なる発作強度の症状が混在する場合は強いほうをとる。

発作強度※	呼吸困難	動作	検査値				選択する発作治療ステップ
			PEF	SpO$_2$	PaO$_2$	PaCO$_2$	
喘鳴／息苦しい	急ぐと苦しい、動くと苦しい	ほぼ普通	80％以上	96％以上	正常	45mmHg未満	**発作治療ステップ1** ●短時間作用性β$_2$刺激薬吸入 ●ブデソニド・ホルモテロールフマル酸塩水和物吸入薬追加吸入
軽度（小発作）	苦しいが横になれる	やや困難					
中等度（中発作）	苦しくて横になれない	かなり困難、かろうじて歩ける	60〜80％	91〜95％	60mmHg超	45mmHg未満	**発作治療ステップ2** ●短時間作用性β$_2$刺激薬ネブライザー吸入反復 ●アミノフィリン点滴静注 ●酸素吸入(SpO$_2$ 95％前後を目標) ●ステロイド薬点滴静注 ●抗コリン薬吸入 ●ボスミン®(0.1％アドレナリン)皮下注
高度（大発作）	苦しくて動けない	歩行不能、会話困難	60％未満	90％以下	60mmHg以下	45mmHg以上	**発作治療ステップ3** ●短時間作用性β$_2$刺激薬ネブライザー吸入反復 ●ステロイド薬全身投与の反復 ●酸素吸入(SpO$_2$ 95％前後を目標) ●アミノフィリン点滴静注(持続) ●抗コリン薬吸入 ●ボスミン®(0.1％アドレナリン)皮下注
重篤	呼吸減弱、チアノーゼ、呼吸停止	会話不能、体動不能、錯乱、意識障害、失禁	測定不能	90％以下	60mmHg以下	45mmHg以上	**発作治療ステップ4** ●上記治療継続 ●症状、呼吸機能悪化で挿管 ●酸素吸入にもかかわらずPaO$_2$ 50mmHg以下および／または意識障害を伴う急激なPaCO$_2$の上昇 ●人工呼吸、気管支洗浄 ●全身麻酔(イソフルラン、セボフルランなどによる)を考慮

日本アレルギー学会監修：喘息予防・管理ガイドライン2015成人ダイジェスト版. 協和企画, 東京, 2015：7, 155. を一部改変のうえ転載

アナフィラキシー

三浦敦子

症 例

抗菌薬投与開始から数分後、患者から「のどの奥が、だんだんおかしくなってきた。息がしにくい」とナースコールがあった。訪室すると、顔面が紅潮し、興奮気味で、体幹や大腿の膨隆疹と眼瞼浮腫を認めた。呼吸数28回/分で努力呼吸、SpO₂ 90％、軽度喘鳴が聴かれた。四肢末梢温感あり、脈拍100回/分であった。

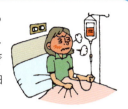

初期対応のながれ

見る順番		見るべきこと	アセスメント結果
迅速評価	意識	あり	
	症状	喉の違和感 呼吸困難感	生命徴候を認めるが、気道狭窄などアナフィラキシーの所見が見られ急変の可能性あり。緊急対応が必要
	気道	軽度喘鳴	
	呼吸	頻呼吸、努力呼吸	
	循環	脈拍数100回/分、弱い末梢温感	
	外観	顔面紅潮、眼瞼浮腫	

緊急対応が必要・スタッフを召集

				初期対応	初期対応に続く処置
一次評価	気道	●軽度喘鳴あり ●頸部で狭窄音聴取	気道狭窄の可能性	★気道確保と体位調整 ▶Point 1-2	★緊急気道確保（増強時） ▶Point 2-3
	意識	●意識レベル：JCS 1 ●やや興奮状態	不安またはショック徴候	★不安の軽減 ▶Point 1-5	
	症状	●出現時期：抗菌薬投与開始の数分後 ●程度：徐々に鼻汁・鼻閉感が出現、喉の違和感、喘鳴、顔面紅潮あり	薬剤によるアレルギーの可能性。アナフィラキシー症状の進行に注意	★抗菌薬投与を中止・可能なら別ルート確保 ▶Point 1-1	
	呼吸	●呼吸回数：28回/分 ●SpO₂：90％ ●その他：呼吸補助筋使用	頻呼吸、低酸素	★酸素投与・補助呼吸準備 ▶Point 1-3	★大量補液 ●温めた輸液 ●昇圧薬（大量補液無効時） ▶Point 2-1
	循環	●脈拍数：100回/分 緊張弱い ●血圧：84/62mmHg	血圧低下ショックの可能性	★モニタ装着・輸液の準備 ▶Point 1-4	★薬物療法 ●アドレナリン ●抗ヒスタミン薬、副腎皮質ステロイド ▶Point 2-2
	外観	●顔面紅潮、眼瞼浮腫 ●体幹と大腿に膨隆疹あり	血管拡張と粘膜浮腫あり		

医師へ報告・初期対応と追加指示を確認

初期対応

重要なのは、気道確保、酸素療法、アドレナリン投与、大量輸液（血圧確保）である。

★抗菌薬投与を中止 ▶Point 1-1

この患者には、抗菌薬投与後数分でアレルギー症状が出現している。薬剤が症状を誘発したと考えられるため、すぐに投与を中止する。

可能なら静脈ルートを別に確保してから抜針するが、困難ならば抗菌薬の混入した輸液ラインをすべて交換する。

今後、急速に症状が進行し、ショックが進行する可能性があるため、必ず静脈ルートを確保しておく。ショック時は大量輸液が必要になるため、できるだけ太い血管に太い針でルートを確保する。

★気道確保と体位調整 ▶Point 1-2

頸部で喘鳴が聴かれており、気道狭窄が生じていると判断できる。まずは気道を確保し、患者が呼吸しやすい体位に整える。

また、アナフィラキシー症状である末梢温感や血圧低下を認めることから、全身の血管が拡張していると考えられる。その場合、急激な体位変換（例：臥位→座位、座位→立位）によって血圧がますます低下する恐れがあるため、体位はゆっくり調整する。呼吸困難がなければ血圧を保つため仰臥位にして少し下肢を挙上させるとよい。

★酸素投与・補助呼吸準備 ▶Point 1-3

低酸素血症の徴候があり、気道狭窄も認めるため、酸素マスク6〜8L/分[1]の高流量で酸素投与を開始する。SpO_2持続モニタリングと呼吸状態の観察を行い、改善がなければ酸素流量を増やしてリザーバーマスクに変更する。呼吸促迫を認める患者には、SpO_2低下がなくても高流量の酸素投与を行うのが望ましい。

急激に呼吸状態が悪化する危険もあるため、すぐに補助呼吸が行えるようBVMを準備する。

★モニタ装着・輸液の準備 ▶Point 1-4

アナフィラキシーでは、血管拡張・血管透過性亢進のため、相対的に循環血液量が不足して血圧が低下する。代償機能としての頻脈も見られるため、モニタを装着して持続的に血圧・心拍数の変化を観察する。循環動態を改善するには、不足す

疾患の理解

●アナフィラキシー

抗原に特異的なIgE抗体がつくられた生体内に、再度同じ抗原が侵入した際の抗原抗体反応によって起こる即時型のアレルギー反応のことである。薬剤の影響などIgEが関与しないものは「アナフィラキシー様反応」といわれるが、緊急時にどちらか判別するのは難しく、通常は両者を「アナフィラキシー」と呼んでいる。

誘因として多いのは、食物・刺咬昆虫の毒・薬剤で、死亡例が最も多いのは薬剤である[1]。アナフィラキシー症状にはさまざまなものがあるが、最も多いのは皮膚・粘膜症状（80〜90%）、次に多いのが気道症状である[1]。

●アナフィラキシーショック

抗体が体内に入ると、化学伝達物質（ヒスタミン、ロイコトリエン、プロスタグランジンなど）が放出され、末梢血管が拡張することで相対的に循環血液量が減少する。

また、血管透過性が亢進し、血管内から血漿が漏出するため、さらに循環血液量が減少し、ショックを呈する。

症状の進行速度や重症化は予測が困難で、原因の曝露から数分で死に至ることもある。

る循環血液量を補うよう大量輸液が必要になる。

この患者には、血管拡張による四肢温感があるが、ショックが進行すると末梢血管が収縮し、ますます重篤な状態に陥ることもある。モニタの数値だけでなく、皮膚色や温感、脈の緊張などフィジカルアセスメントも重要である。

★不安の軽減 ▶Point 1-5

ショックが進行しつつある患者は不安を抱いて

いる。また、呼吸困難感は、生命の危機を感じさせる症状である。不安や恐怖・興奮は、酸素消費量を増大させ、さらにショックを進行させるため、看護師は、落ち着いた態度と穏やかな声がけで患者の不安軽減に努める。

また、必要な処置や治療についてわかりやすく説明し理解を得ることで、安心して治療が受けられるよう援助する。

■ 初期対応に続く治療・処置

ここでは、アナフィラキシーショックへの移行について解説する。

★大量補液 ▶Point 2-1

アナフィラキシーショックでは循環血液量が不足するため、初期対応として成人で5〜10mL/kgの大量輸液が必要になる。その際は、悪寒や体温低下を引き起こさないよう温めた輸液を使用する。

その後も血圧の上昇がなければ急速輸液を継続する必要があるが、患者の心機能や血圧に合わせて過負荷にならないよう、モニタリングしながら投与量や速度を調整する。

大量輸液にも反応しない低血圧の場合は、昇圧薬（アドレナリンなど）投与が必要になる。

★薬物療法 ▶Point 2-2

アナフィラキシーの薬物治療の第一選択はアドレナリンである。0.1％アドレナリン0.01mg/kgを大腿部中央の前外側に筋肉注射する。

静脈注射は心停止に近い状態では必要だが、それ以外では高血圧や不整脈などの有害事象を誘発するため推奨されない。また、皮下注射よりも筋肉注射の方が血中濃度の上昇が早いため、筋肉注射が第一選択となる。筋肉注射では10分ほどで血中濃度が最高になり、40分程度で半減する[1]ため、症状が続く場合は15分程度の間隔で繰り返し投与する。

アドレナリンの次に考慮される薬剤は、抗ヒスタミン薬、副腎皮質ステロイドなどである。

★緊急気道確保 ▶Point 2-3

アナフィラキシー反応による気道粘膜浮腫が起こり、気道狭窄が進行すると、呼吸がさらに困難になる。

気道狭窄が高度になると、気管挿管も不可能になることがあるため、緊急で輪状甲状膜（靱帯）穿刺または輪状甲状膜（靱帯）切開で気道確保をする場合もある。

■アナフィラキシーの発生機序と誘因

IgE が関与する免疫学的機序
- **食物**：小麦、甲殻類、大豆、ナッツ類、ソバ、魚など
- **昆虫**：ハチ、アリなど
- **薬剤**：抗菌薬（βラクタム系が最多）、NSAIDs、造影剤、輸血類など
- **その他**：天然ゴムラテックス、環境アレルゲンなど

IgE が関与しない免疫学的機序
- **薬剤**：NSAIDs、造影剤、輸血類など

非免疫学的機序
- **身体的要因**：運動、低温、高温、日光など
- **アルコール**
- **薬剤**：オピオイドなど

Simons FE, et al. ; World Allergy Organization.World allergy organization guidelines for the assessment and management of anaphylaxis. *World Allergy Organ J* 2011；4（2）：13-37 . を元に作成.

■アナフィラキシーの主な症状

皮膚・粘膜症状
- **皮膚**：発疹、瘙痒感、紅潮、浮腫など
- **粘膜**：口唇・口腔内の腫脹
- **目**：結膜充血、流涙など

呼吸器症状
- 鼻閉感、鼻汁、くしゃみ、咽頭瘙痒感、咳嗽、呼吸数増加、息切れ、喘鳴、嗄声、低酸素血症、チアノーゼなど

循環器症状
- 血圧低下、頻脈、不整脈、動悸など

消化器症状
- 腹痛、嘔気・嘔吐、下痢など

文献
1）日本アレルギー学会：アナフィラキシーガイドライン. www.jsaweb.jp/［2016年2月26日アクセス］.
2）三上剛人：アナフィラキシーショックの場合 薬剤投与時に、呼吸が苦しそう！. 佐藤憲明編，場面別 急変対応マニュアル，照林社，東京，2010：24-31.
3）医学情報科学研究所編：病気がみえるvol.6 免疫・膠原病・感染症. メディックメディア，東京，2009：32-39.
4）廣橋伸之：アナフィラキシーショックの診断・治療. 救急医学2015；39（5）：586-591.
5）内野哲哉：外科的気道確保. 麻酔科学レクチャー2009；1（3）：726-734.

敗血症

今川真理子

症 例

大腸がん術後6日目の患者が「力が入らない」と訴えている。
元気がなく、つじつまの合わないことを言い、肩で早い息をしている。
前日から発熱が見られ、尿量も減少していた。

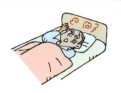

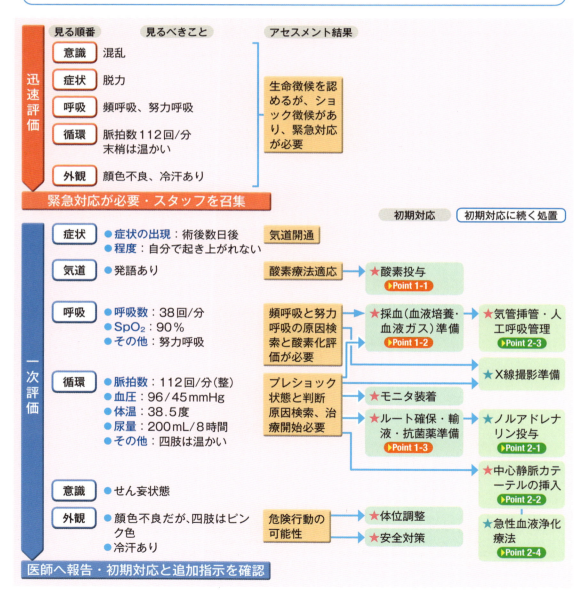

迅速評価

見る順番	見るべきこと	アセスメント結果
意識	混乱	生命徴候を認めるが、ショック徴候があり、緊急対応が必要
症状	脱力	
呼吸	頻呼吸、努力呼吸	
循環	脈拍数112回/分 末梢は温かい	
外観	顔色不良、冷汗あり	

緊急対応が必要・スタッフを召集

初期対応　初期対応に続く処置

一次評価

			初期対応	続く処置
症状	●症状の出現：術後数日後 ●程度：自分で起き上がれない	気道開通		
気道	●発語あり	酸素療法適応	★酸素投与 ▶Point 1-1	
呼吸	●呼吸数：38回/分 ●SpO₂：90% ●その他：努力呼吸	頻呼吸と努力呼吸の原因検索と酸素化評価が必要	★採血（血液培養・血液ガス）準備 ▶Point 1-2	★気管挿管・人工呼吸管理 ▶Point 2-3
循環	●脈拍数：112回/分（整） ●血圧：96/45mmHg ●体温：38.5度 ●尿量：200mL/8時間 ●その他：四肢は温かい	プレショック状態と判断 原因検索、治療開始必要	★モニタ装着 ★ルート確保・輸液・抗菌薬準備 ▶Point 1-3	★X線撮影準備 ★ノルアドレナリン投与 ▶Point 2-1 ★中心静脈カテーテルの挿入 ▶Point 2-2
意識	●せん妄状態			
外観	●顔色不良だが、四肢はピンク色 ●冷汗あり	危険行動の可能性	★体位調整 ★安全対策	★急性血液浄化療法 ▶Point 2-4

医師へ報告・初期対応と追加指示を確認

初期対応

★酸素投与 ▶Point 1-1

　この患者のSpO$_2$は90％である。肺に何らかの障害が起こり、低酸素血症となっている可能性があり、酸素投与の適応である。

　低酸素血症となると、各臓器への酸素提供が減少し、臓器機能を低下させる可能性がある。高濃度高流量リザーバーマスクで酸素投与を行い、SpO$_2$を維持する。マスクでの酸素投与だけでは酸素化が図れない、あるいはアシドーシスが改善しない状況となれば、気管挿管を行い人工呼吸管理となる可能性がある。

★採血（血液培養・血液ガス）準備 ▶Point 1-2

　この患者には、発熱・呼吸数増加・頻脈・不穏が見られる。敗血症の可能性があり、脈拍と血圧からプレショックを起こしている可能性がある。

　まずは血液培養を採取（2セット）し、適切な抗菌薬を投与できるようにする。血液培養により、感染症の存在の証明、感染源の推定、原因菌の同定、薬剤感受性などの情報が得られる。

　敗血症治療は乳酸値の推移を見ながら実施するため、採血とともに血液培養、血液ガス測定の準備を行う。

★ルート確保・輸液・抗菌薬準備 ▶Point 1-3

　血液培養採取とともに静脈ルートを確保する。

　この患者には血圧低下が見られるため、補液（晶質液を30mL/kg）と、血液培養採取後に抗菌薬投与が行われると思われるため、その準備を行う。

疾患の理解

　敗血症は「感染に起因する全身性の炎症反応」であり、重症敗血症や敗血症性ショックへ移行する場合がある。敗血症の診断は、感染の存在（推定もしくは実証）と補助的指標によってなされる。

■敗血症診断のための補助的指標

全身的指標	●発熱（深部温＞38℃） ●低体温（深部温＜36℃） ●心拍数（＞90/分，または年齢の基準値よりも＞2SD：標準偏差） ●頻呼吸（＞20回/分）	●精神状態の変化 ●著明な浮腫または体液増加（24時間で＞20mL/kg） ●高血糖（血糖値＞120mg/dL，ただし非糖尿病患者）
炎症反応の指標	●白血球増多（WBC＞12000/μL） ●白血球減少（WBC＜4000/μL） ●白血球数正常で未熟型白血球＞10％	●CRP（＞基準値の2SD） ●プロカルシトニン（＞基準値の2SD）
循環動態の指標	●低血圧（成人では収縮期血圧＜90mmHgもしくは平均血圧＜70mmHg，または収縮期血圧40mmHg以上の低下，小児では年齢基準値よりも2SD以上の低下）	
臓器障害の指標	●低酸素血症（PaO$_2$/FiO$_2$＜300） ●急な尿量減少（尿量＜0.5mL/kg/hr） ●Creの上昇（＞0.5mg/dL） ●凝固異常（PT-INR＞1.5またはaPTT＞60秒）	●イレウス（腸蠕動音の消失） ●血小板減少（＜100,000/μL） ●高ビリルビン血症（T-Bil＞4mg/dL）
臓器灌流の指標	●高乳酸血症（＞2mmol/L） ●毛細血管リフィリング時間の延長またはまだらな皮膚	

日本集中治療医学会：日本版敗血症診療ガイドライン．日集中医誌 2013；20：124-73．より引用

■ 初期蘇生の達成目標と蘇生後の治療

● 診断後3時間以内に達成すべき目標
①乳酸値の測定
②抗菌薬投与前の血液培養採取
③広域スペクトラム抗菌薬を投与
④低血圧または乳酸4mmol/L以上に対して晶質液を30mL/kgで投与

● 診断後6時間以内に達成すべき目標
①（初期輸液に反応しない血圧に対して）平均動脈圧（MAP）65mmHg以上を目標に昇圧薬投与
②輸液蘇生を行っても血圧低下が持続する、または初期の乳酸値が4mmol/L（36mg/dL）以上であれば
● 中心静脈圧（CVP）を測定する→目標値：8mmHg
● 中心静脈酸素飽和度（ScvO₂）を測定する
→目標値：70％以上（初期の乳酸値が上昇している場合は再測定を行う）

● 蘇生後の治療
①循環作動薬の投与：ノルアドレナリンが第一選択
②人工呼吸管理：1回換気量の目標は6mL/kg（ARDSの場合）
③血糖コントロール：180mg/dLが目標
④栄養管理：診断後48時間以内に投与開始
⑤ステロイド投与：200mg/日のステロイド補充療法（ショック時）
⑥播種性血管内凝固症候群（DIC）対策、免疫グロブリンタンパク分解酵素阻害薬：医師の判断による
⑦急性血液浄化療法：腎機能を指標とした明確な導入基準はない

Dellinger RP, Levy MM, Rhodes A,et al. Surviving sepsis campaign：international guidelines for management of severe sepsis and septic shock：2012. *Crit Care Med* 2013；41（2）：580-637.

初期対応に続く治療・処置

　敗血症では発熱、呼吸数増加、頻脈、白血球数変化、好中球機能低下、不穏・夜間覚醒、ARDS*¹、ショック、AKI*²、急性筋障害、血糖調整障害、線溶抑制型DIC*³などが病態として現れる可能性がある。初期蘇生が終了すると、これらに対する治療が検討され、実施される。

　これらの病態が出現すると、臓器障害を伴う敗血症となり、重症敗血症となる。

　ガイドラインでは、臓器障害の判断にはSOFAスコアやMODSスコアを用いるよう推奨されているが、実際にはSOFAスコア（呼吸器、凝固系、肝、心血管系、中枢神経系、腎機能により点数をつける重要臓器の障害を数値化したシステム）が多用されている。敗血症の診断後48時間以内にSOFAスコアが増加する例は死亡率50％と報告されており、早期対処が重要である。

　また、感染源の確定を行うために、移動が可能であればCT撮影などが行われ、根本治療として感染源のコントロールが行われる。

★ ノルアドレナリン（循環作動薬）投与　▶Point 2-1

　初期輸液で反応が乏しい場合、カテコラミンを使用する。

　敗血症初期のwarm shock（末梢が温暖）の場合はノルアドレナリンを第一選択とする。ノルアドレナリンの反応が低下している場合、バソプレシンの併用が考慮される。

　心機能が低下している場合は、ドブタミンやドパミンによる心機能の改善は乏しいとされており、ノルアドレナリンに加えてホスホジエステラーゼⅢ（PDEⅢ）阻害薬やカルシウム感受性増強薬を用いて陽性変力作用と肺動脈圧の低下が期待される。

★ 中心静脈カテーテルの挿入　▶Point 2-2

　大量の輸液を行うことになり、カテコラミンの投与も行われるため、中心静脈カテーテルを挿入する。中心静脈カテーテル挿入後は中心静脈圧（CVP）を測定する。

　初期対応後は継続したモニタリングと状況に合わせた検査、治療が追加されるため、HCU（high care unit）やICU（intensive care unit）に移動して治療を継続する。

★ 気管挿管・人工呼吸管理

▶Point 2-3

　酸素投与によっても酸素化が改善しない、あるいは、アシドーシスが改善しない場合には、ARDSの発症も考え、人工呼吸管理を検討し実施される。

　ARDSを合併している場合、1回換気量の目標は6mL/kgと設定される。経験のある施設であれば、人工呼吸管理中は循環やSpO$_2$の変動を見ながら、可能であれば腹臥位や半腹臥位を行ってもよいとされている。また、それ以外の体位は人工呼吸関連肺炎（VAP）[*4]予防のために頭部挙上（30〜45度）する。

★ 急性血液浄化療法

▶Point 2-4

　初期蘇生を行っても尿量が得られない重症敗血症／敗血症性ショックでは、血液浄化療法の早期開始を考慮してもよいとされている。患者の循環の状態や日中の活動などを考慮し、持続的腎代替療法か間欠的腎代替療法が選択され、最近では持続低効率血液透析（SLED）[*5]を夜間のみ行うなどの選択がされる場合もある。また、エンドトキシン選択除去用吸着式血液浄化法が行われる場合もある。

★ 初期から継続的に行うべきこと

　看護師は、重症敗血症として次に起こりうる臓器障害の徴候を見逃さないように注意して観察する必要がある。また、重要臓器の保護のため、酸素供給を阻害せず酸素消費を極力減らすケアを行う。

　患者へは、次々と行われる処置や状況に対する不安を極力軽減できるようにかかわる。低酸素や高二酸化炭素血症が続いていると、記憶が途切れている可能性があるため、患者の訴えを聴き、理解できるようにわかりやすく簡潔に説明を行う。

　また、意識レベルの低下や興奮状態などにより、事故での安全管理が不可能となっている可能性があるため、安全対策を怠らないことが大切である。

ワンポイントレクチャー　敗血症のガイドライン

　現在、敗血症の診断・治療について使用されているガイドラインは2つある。
① 世界的に使用されている「SSCG（Surviving Sepsis Campaign Guidelines）」
② 2012年に日本集中治療医学会により策定された「日本版敗血症診療ガイドライン」

　日本版敗血症診療ガイドラインは現在改訂中であり、日本集中治療医学会と日本救急医学会が共同で最新版のガイドライン「日本版重症敗血症診療ガイドライン2016」として2016年内に公開予定とされている。

文献
1）日本集中治療医学会：日本版敗血症診療ガイドライン．http://www.jsicm.org/pdf/SepsisJapan2012.pdf［2016年4月5日アクセス］.
2）Dellinger RP, Levy MM, Rhodes A, et al. Surviving sepsis campaign：international guidelines for management of severe sepsis and septic shock：2012. Crit Care Med 2013；41（2）：580-637.
3）松田直之：敗血症の病態生理．救急医学2015；39（2）：136-148.

＊1　ARDS（acute respiratory distress syndrome）：急性呼吸促迫症候群
＊2　AKI（acute Kidney Injury）：急性腎不全
＊3　DIC（disseminated intravascular coagulation）：播種性血管内凝固症候群
＊4　VAP（ventilator associated pneumonia）：人工呼吸関連肺炎
＊5　SLED（sustained low efficiency dialysis）：持続低効率血液透析

索引

装丁：大塚充朗
本文デザイン・DTP：すずきひろし
カバー・本文イラスト：ふるやたかし、小島サエキチ

チャートでまるわかり！

もう怖くない急変対応

2016年5月3日　第1版第1刷発行	編　著　濱本　実也
	発行者　有賀　洋文
	発行所　株式会社 照林社
	〒112-0002
	東京都文京区小石川2丁目3-23
	電　話　03-3815-4921（編集）
	03-5689-7377（営業）
	http://www.shorinsha.co.jp/
	印刷所　共同印刷株式会社

検印省略（定価はカバーに表示してあります）
ISBN978-4-7965-2376-9
©Miya Hamamoto/2016/Printed in Japan